DE CERTAINES LÉSIONS

DE LA

RÉGION NASO-PHARYNGIENNE

QUE L'ON DOIT RATTACHER A LA SYPHILIS

PAR

Francisque CHABOUX,
Docteur en médecine de la Faculté de Paris,
Ex-interne des hôpitaux de Lyon.

PARIS
V. ADRIEN DELAHAYE et Ce, LIBRAIRES-ÉDITEURS
PLACE DE L'ÉCOLE-DE-MÉDECINE.

1875

DE CERTAINES LÉSIONS

DE

LA RÉGION NASO-PHARYNGIENNE

QUE L'ON DOIT RATTACHER A LA SYPHILIS

DE CERTAINES LÉSIONS

DE LA

RÉGION NASO-PHARYNGIENNE

QUE L'ON DOIT RATTACHER A LA SYPHILIS

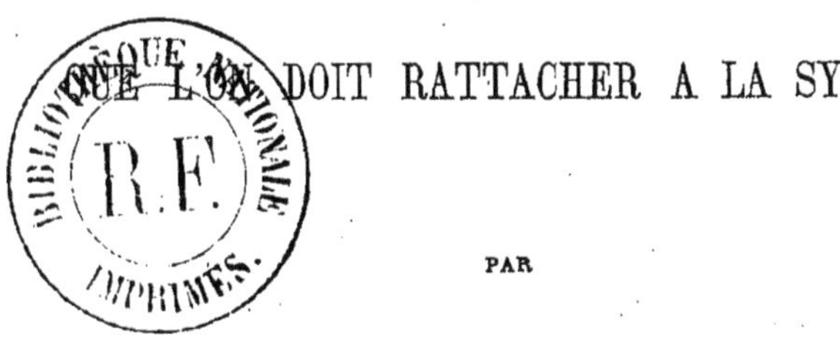

PAR

Francisque CHABOUX,
Docteur en médecine de la Faculté de Paris,
Ex-interne des hôpitaux de Lyon.

PARIS
V. ADRIEN DELAHAYE et Ce, LIBRAIRES-ÉDITEURS
PLACE DE L'ÉCOLE-DE-MÉDECINE.

1875

DE CERTAINES LÉSIONS

DE

LA RÉGION NASO-PHARYNGIENNE

QUE L'ON DOIT RATTACHER A LA SYPHILIS

INTRODUCTION

En inscrivant en tête de notre travail : *De certaines lésions de la région naso-pharyngienne que l'on doit rattacher à la syphilis,* nous avons en vue des accidents que l'on rencontre principalement chez des sujets de 10 à 20 ans indemnes en général jusque là de toute manifestation scrofuleuse ou syphilitique. Ces accidents consistent en ostéites suppurées avec nécroses partielles du squelette nasal, du maxillaire supérieur, des palatins; en ulcérations du voile du palais, des amygdales, de la paroi pharyngienne.

Le lupus tuberculeux développé dans des circonstances semblables et limité à la sous-cloison, aux lobules et aux ailes du nez, fait aussi partie de la question qui nous occupe. Rien dans les antécédents héréditaires n'autorise le plus souvent à songer à l'une plutôt qu'à l'autre diathèse. Jusqu'ici, malgré l'égalité des chances, les faits dont nous parlons ont été rapportés à la scrofule seule. Si par hasard on pensé à la syphilis, on ne s'y est pas longtemps arrêté : l'enfant n'a ordinairement pas offert d'éruptions secondaires ; les parents nient de leur côté tout antécédent syphilitique. Un traitement anti-strumeux est donc tout aussitôt institué et continué avec une persévérante conviction sans bénéfice aucun pour le malade.

N'a-t-on pas été trop exclusif? ne devrait-on pas prendre en plus sérieuse considération la possibilité d'une constitution syphilitique en puissance? C'est ce que nous voudrions démontrer.

Pour cela, nous avons des observations qui nous semblent convaincantes.

Les sujets, avons-nous dit, n'ont encore présenté rien qui puisse rappeler l'existence des gourmes ou la vérole. Cependant, l'un d'entr'eux est en possession d'une syphilis acquise bien évidente. C'est une petite fille qui, à l'âge de neuf mois est contagionnée par sa mère d'une façon singulière ; les signes de la période secondaire apparaissent ; puis pendant nombre d'années, la maladie constitutionnelle reste silencieuse. Mais dix ans plus tard, elle surgit de nouveau, prend pour siége précisément la région naso-pharyngienne et s'y comporte exactement de la même manière que chez les autres individus vierges en apparence du virus spécifique. Pour montrer spécialement la conformité des lésions dans les deux cas, nous avons cru bien faire en transcrivant le fait. Si quelques malades offrent dans leur histoire morbide des affections appartenant sans conteste à la scrofule, cela ne doit point paraître contradictoire à notre thèse. En effet, en lisant, il est facile de voir que chaque fois, une raison sérieuse imposait pour ainsi dire le diagnostic porté. Soit qu'un traitement antistrumeux fût resté sans résultat, soit que les sujets présentassent à côté de stigmates indéniables de scrofule quelques signes attribués à la syphilis héréditaire. En tout cas, le traitement a toujours prouvé que l'on ne s'était pas trompé ; car il n'est pas impossible que les deux maladies soient l'apanage de la même personne. Aujourd'hui tous les auteurs s'accordent sur ce point et ont abandonné l'idée primitive de Ricord qui voulait que les parents parvenus à la période tertiaire engendrassent des rejetons entachés non de leur diathèse, mais d'une scrofule spéciale. « N'oubliez pas, dit le professeur Bazin, dans ses *leçons sur la scrofule — partie séméiotique p. 79*, que beaucoup d'enfants reçoivent en héritage de l'un des parents la scrofule, de l'autre la syphilis ; et que sous l'influence variable d'agents physiques, les vices intérieurs, les diathèses éclatent, ou simultanément, ou successivement ; que les affections morbides qui en résultent, marchent ensemble ou séparément, sévissant indistinctement sur tous les appareils organiques ; qu'aucune modalité pathologique n'appartient en propre à telle ou telle maladie constitutionnelle. » Il se peut donc bien que des accidents scrofuleux éclatent d'abord, guérissent et que dans la suite se montrent d'autres lésions imputables uniquement à la syphilis. Comme dans les deux cas, le même traitement ne saurait convenir, il faudra distinguer. Voilà qui explique encore la présence dans ce travail de quelques rares observations entachées de scrofule.

Ainsi la XIe est un bel exemple de ce que nous écrivons : une jeune fille de quinze ans présente dans sa première enfance des manifestations indéniables de scrofule : ostéites suppurées des os longs, nombreux abcès ganglionnaires ; le tout guérit bien. Elle reste pendant plusieurs années en bonne santé. Mais vers l'âge de quatorze ans, se développent des ulcérations de la gorge. Le traitement antistrumeux dirigé contre elles en raison des antécédents ne réussit pas, et le travail de désorganisation gagne en étendue. Alors, on songe à une syphilis possible ; l'iodure de potassium est administré et triomphe rapidement du mal. En effet, si la diathèse strumeuse attaque le squelette des fosses nasales et du palais, si elle donne lieu à cet effondrement du nez produit par la nécrose des os propres coïncidant avec une perforation palatine, à des ulcérations de l'arrière bouche (ce que nous ne voudrions pas nier complétement), ce doit être bien rare ; bien plus rare que les accidents dont nous allons parler. Nous ne sommes pas seul à avoir cette opinion. S'il en était ainsi, nous n'oserions la produire car notre expérience est trop jeune pour pouvoir compter. Nous l'avons entendue formuler et soutenir pour la première fois, par notre maître dans les hôpitaux de Lyon, M. Horand. Pendant que nous avions l'honneur d'être son interne, il nous a été donné à diverses reprises d'apprécier combien était juste sa pensée. M. Horand, chirurgien en chef désigné de l'antiquaille, se trouve à la tête d'un service d'environ trois cents enfants dont le plus grand nombre est strumeux.

Il est par conséquent à même d'étudier la scrofule sous ses formes les plus variées. Son expérience l'a conduit à ne pas rattacher à cette diathèse toutes les lésions qu'on a coutume d'y réunir. Aussi, en présence de faits pareils à ceux que nous allons citer, il n'hésite jamais à porter le diagnostic de syphilis, et à instituer le traitement spécifique. Toujours, par la promptitude de son action, l'iodure de potassium vient démontrer la précision du diagnostic.

I

Nous écrivions tout à l'heure que la scrofule ou la syphilis pouvaient seules faire hésiter en présence des affections citées. Nous allons, avant d'entrer dans la déscription de ces affections, dire en deux mots quelle est la manière d'être la fréquence des manifestations strumeuses et syphilitiques sur la région naso-phrryngienne. « La scrofule, dit M. Hardy dans ses *leçons sur la scrofule et les scrofulides* (Paris, 1864), est une maladie générale constitutionnelle ou diathésique, non contagieuse, donnant lieu à des affections soit simultanées, soit successives, ayant pour siége le plus habituel la peau, les ganglions lymphatiques, le tissu cellulaire et les os, et caractérisées surtout par leur marche chronique, leur tendance à la suppuration et à la destruction des parties atteintes. »

M. Bazin a divisé la scrofule en quatre périodes : 1°, affection des muqueuses, catarrhes et scrofulides superficielles. 2°, scrofulides profondes, inflammation du système lymphatique, 3°, affections osseuses, abcès par congestion, 4°, affections viscérales. Les accidents strumeux ne suivent pas toujours cet ordre dans leur apparition. C'est ainsi que la diathèse peut se manifester en premier lieu aussi bien par un eczéma impétigineux de la face que par une tumeur blanche du genou par exemple. Ce qu'il y a de plus général, c'est de rencontrer des engorgements ganglionnaires suppurés ou non avec une lésion des os. De deux à cinq ans et de cinq à quinze ans, la diathèse éclate le plus souvent. Les ostéites les plus fréquentes sont celles des petits os des membres, celles des os longs ; les altérations des os de la face sont rares. La plus commune est celle de l'os malaire. Les auteurs citent comme un fait exceptionnel une scrofule qui commencerait par la suppuration du squelette des fosses nasales. Presque toujours alors il y aura eu des accidents antérieurs soit du côté des muqueuses, soit du côté des lymphatiques. Encore dit M. Bazin, faut-il se défier et examiner avec le plus grand soin les antécédents. Les strumeux dont le nez est effondré, ont constamment des altérations osseuses concomitantes.

Il en est de même pour ceux qui présentent des ulcérations de l'arrière bouche. « Les ulcérations strumeuses, dit M. Hardy (*loco cit*) offrent un aspect spécial : quel que soit le point de départ d'une plaie scrofuleuse, qu'elle soit consécutive à une lésion de la peau, d'une membrane muqueuse ou du tissu osseux, elle présente une apparence particulière. Sa surface est pâle, blafarde ; ses bords sont amincis, décollés et ce dernier signe est important, car il manque ordinairement dans les ulcérations de nature syphilitique. Ces plaies existent sans douleur, sans prurit, sans signes d'inflammation locales. » Sur les cinq muqueuses que la scrofule peut attaquer, M. Bazin donne le 2e rang à la pituitaire et le 4e à la muqueuse de l'arrière bouche.

Le lupus on le sait, a été regardé par Alibert comme pouvant être ou idiopathique, ou scrofuleux ou syphilitique.

Cette opinion n'a pas prévalu et aujourd'hui, on ne lui reconnaît plus que les deux dernières origines (Baudelocque, Milcent, Devergie, Gintrac, Hardy, Bazin). Le lupus d'après sa forme doit être classé en érythémateux, hypertrophique, tuberculeux. La forme tuberculeuse nous intéresse seule.

M. Bazin dans son article *Lupus*, du *dictionnaire encyclopédique des sciences médicales*, avoue qu'il est impossible de distinguer le tubercule syphilitique du tubercule scrofuleux. Mais il n'en est pas de même du lupus tuberculo-ulcéreux car l'ulcère garde alors le cachet caractéristique de la diathèse à laquelle il appartient. Autour des tubercules scrofuleux, la peau est lie du vin; les bords des ulcérations sont déchiquetés, décollés, non taillés à pic ; le fond est couvert de bourgeons charnus de mauvaise nature. Le lupus scrofuleux a de la tendance à envahir largement les régions sur lesquelles il siège. Il n'est pas rare qu'il gagne successivement plusieurs points isolés. A la face, son siége habituel est sur les lèvres, les joues, les oreilles, le nez qu'il ronge en entier. Le lupus de la face est assez fréquent. Il s'accompagne généralement d'engorgements ganglionnaires du cou.

Voyons à présent comment se comporte la syphilis dans des cas semblables. «La syphilis, écrit M. Hardy (*loco, cit.*)

est une maladie constitutionnelle résultant de la présence dans l'économie d'un virus particulier, le virus syphilitique : laquelle maladie se propageant soit par inoculation, soit par hérédité, débute par une lésion locale puis se généralise et se caractérise par des accidents spéciaux variables de forme et de siége, mais se développant successivement d'après des lois ordinaires d'évolution qui permettent de les rapporter à trois périodes distinctes.... La syphilis tertiaire peut attaquer les os de plusieurs manières : La maladie a pu débuter par la peau, par une syphilide ulcéreuse perforante, ou par l'ulcération d'une muqueuse et s'étendre de là jusqu'aux os ; ou bien le tissu osseux a été malade primitivement. Quel que soit le point de départ, on voit la carie à la face détruire le vomer, les cornets, la voûte palatine et faire communiquer la bouche avec les fosses nasales ou amener l'affaissement de la racine du nez. » Ces derniers accidents sont relativement communs. Il en est de même du lupus, des ulcérations de l'arrière bouche.

Les affections dont il est question dans ce travail, si elles sont syphilitiques, se rapporteront évidemment à la troisième période de la diathèse. L'ostéite suppurée de la charpente des fosses nasales se devant rattacher à la vérole ne présente rien de spécial. Les perforations palatines sont généralement précédées de gommes qui se sont abcédées. Le lupus a une grande tendance à se limiter et à ne pas envahir une grande étendue de tissus : Une aile du nez, le lobule ; plus rarement les deux ailes ; toujours il y a perforation de la sous-cloison. Il est rare de voir le lupus syphilitique sur les lèvres, les joues. La couleur des régions affectées est d'un rouge cuivré. Les ulcérations succédant aux tubercules sont arrondies, à bords nets, taillés à pic, non décollés. Le fond est pultacé, grisâtre. Les ulcérations de l'arrière bouche offrent exactement les mêmes signes, nous ne croyons pas y devoir revenir. Enfin le pus syphilitique possède, dit-on, une odeur fétide qui ne se rencontre pas dans le pus de nature strumeuse.

II

Connaissant les formes que revêtent les manifestations de la scrofule et de la vérole sur la région naso-pharygienne, nous allons étudier maintenant quel est l'état des malades dont nous nous occupons. Ils sont d'une constitution moyenne, leur taille ne présente rien de notable, ni leur physionomie aucun caractère spécial. En un mot, leur aspect extérieur ne trahit nullement l'existence d'une diathèse.

Quelques rares sujets nous ont offert dans l'ensemble de leur constitution, de leur habitus ces signes que les auteurs regardent comme pathognomoniques d'une syphilis héréditaire : petite stature ; état général chétif ; visage triste abattu ; couleur terreuse de la peau ; cheveux rares, conmme laineux, etc. On ne trouve pas non plus dans les antécédents morbides de nos malades ces affections osseuses, ganglionnaires multiples propres à caractériser la scrofule, jamais d'éruptions cutanées, point d'accidents du côté des muqueuses ; point d'exostoses tibiales ou claviculaires. Le dire des enfants, est confirmé par les parents. L'histoire morbide de ces derniers, d'après leur affirmation, n'offre aucune page suspecte, si bien que toute idée de syphilis acquise ou congéniale précoce est repoussée. Mais souvent, quelque temps avant l'atteinte actuelle, les sujets ont eu une kérato-conjonctivite simple, peu souvent double ; elle s'est montrée rebelle à la thérapeutique et a laissé des traces sur la cornée : néphélions, leucomas. Elle n'a eu aucune cause bien évidente ; s'est accompagnée de photophobie et de tous les autres symptômes propres aux affections de son espèce.

Les dents permanentes sont petites, mal plantées ; leur

bord est fréquemment dentelé, érodé ; d'autres fois enfin, on remarque une usure bien manifeste de la couronne. Cette usure donne lieu à une disparition des tubercules si elle siége sur les molaires ; du bord tranchant si la désorganisation porte sur les incisives ou les canines ; de sorte qu'en regardant la face dentaire altérée, on voit nettement dessinées les parties constituantes : émail en dehors, ivoire au milieu ; pulpe et cavité au centre. Nous n'ignorons pas que les altérations dont nous venons de parler, se rencontrent chez les enfants rachitiques. Il n'est pas besoin de dire que ces diverses anomalies ne se trouvent pas toujours réunies sur le même individu ; le plus souvent, on ne rencontre qu'une d'entr'elles.

Voyons donc quelle est la marche des accidents proprement dits. Comme ils peuvent porter soit uniquement sur le squelette du nez, soit sur la voûte et le voile palatins, soit sur l'isthme du gosier, soit enfin sur les parties molles du nez, nous étudierons successivement chacune de ces manifestations.

Perforations palatines à la suite de tumeurs gommeuses. — Les perforations palatines peuvent porter soit sur le voile, soit sur la voûte. Dans les deux cas, elles se développent insidieusement, sans que rien ne semble en avoir occasionné l'apparition. A un moment donné, le malade jusque-là bien portant, ressent une légère douleur en avalant. Dans l'intervalle de la déglutition, tout rentre dans l'état normal. Quelques jours plus tard, cette douleur intermittente s'accompagne fréquemment d'un nouveau signe, si la tumeur a déjà un certain volume et si par propagation le voile palatin s'est enflammé et ne fonctionne plus bien : nous voulons parler du reflux des boissons par les fosses nasales qui se produit de temps à autre seulement. Quand le sujet se décide à porter son doigt à l'endroit sensible, à examiner sa gorge ou bien à consulter un médecin, une petite tumeur du volume d'un haricot, d'une noisette implantée dans les tissus, oblongue, est alors perçue soit sur le palatum durum, soit sur le palatum mobile. La muqueuse a conservé sa teinte normale ; peu à peu, chaque jour, la tumeur augmente de volume ; elle soulève davantage la peau ; devient plus saillante, plus douloureuse. Puis le centre se ramollit, devient évidemment fluctuant, tandis que la base et les bords restent nettement indurés. Enfin, après un laps de temps variant entre deux et quatre semaines, au niveau du point fluctuant, la muqueuse s'amincit, prend une coloration d'un rouge violacé et se déchire pour livrer passage à un pus sanieux, fétide le plus souvent. Ce qui reste de la muqueuse jusqu'au cercle induré, se sphacèle rapidement et permet d'apercevoir au-dessous une ulcération de mauvais aspect, assez régulièrement arrondie, à bords taillés à pic, à fond pultacé, grisâtre. Nous ferons remarquer en passant, combien est grande la ressemblance qui existe entre le mode d'évolution des accidents que nous décrivons et celui des gommes syphilitiques. On ne saurait s'empêcher de rapprocher les uns des autres et de songer qu'ils pourraient bien avoir la même origine. Quoi qu'il en soit, la collection purulente vidée, une communication est établie souvent entre la bouche et les fosses nasales, cela avec une grande rapidité quand la tumeur siégeait sur le voile. Il ne faudrait pas croire que ce fait ne pourrait se rencontrer sur le palatum durum et qu'une perforation complète immédiate même fût impossible. Nous avons été témoin du contraire. Le fait n'est même pas très-rare dans les cas de tumeur gommeuse syphilitique. On peut lire dans nos observations des exemples concluants, entre autres celui d'un de nos malades porteur d'une perforation de la voûte. En se gargarisant immédiatement après l'issue du pus, il constata que l'eau de son gargarisme refluait par le nez. En tout cas, si la perforation du palatum durum n'est pas consommée aussitôt, la portion osseuse laissée à nu et que l'on sent facilement à l'aide d'un stylet, ne tarde pas à se carier et à être détruite sur une certaine étendue. Ainsi donc, le terme définitif de ces tumeurs gommeuses, c'est la perforation, la communication entre les deux cavités du nez et de la bouche ; d'où reflux des aliments de celle-ci dans celui-là. Si l'ouverture est étroite, les boissons seules passent dans les fosses nasales ; mais si elle a un certain diamètre, les aliments s'y engagent aussi. En même temps, les mucosités sécrétées par la membrane pituitaire tombent dans la bouche ; l'haleine acquiert une odeur putride. La voix est seulement nasillarde ou bien elle est éteinte et l'on n'entend plus qu'un souffle saccadé, un bruit confus, sourd, au lieu de paroles claires, articulées. Le malade ne peut plus souffler une bougie, jouer d'un instrument à vent. La communication entre le nez et la cavité buccale établie, la lésion s'étend dans les fosses nasales dont la muqueuse s'ulcère. Le gonflement inflammatoire concomitant, a pour résultat, au niveau de l'orifice des trompes, de rétrécir cette ouverture et d'amener de la surdité. Sans doute même, l'inflammation peut-elle monter le long des conduits et arrêter toute communication entre l'oreille moyenne et l'air extérieur.

Les ulcérations des fosses nasales donnent lieu à de l'ozène rebelle aux moyens locaux. Il ne nous appartient pas de discuter l'opinion de M. Simon Duplay (Pathologie externe tome IV) qui veut que l'ozène soit toujours primitif et que les perforations palatines aient pour point de départ une ulcération des fosses na sales onnasnt lieu à l'inflammation du périoste et du tissu osseux sous-jacents. Nous ne faisons que citer ce que nous avons vu. Dans nos observations, l'ozène s'est toujours montré en second lieu alors que la perforation était établie. Par conséquent, c'était l'ulcération de la cavité buccale qui s'était propagée dans les fosses nasales.

Les divers os qui entrent dans la composition du palatum durum, peuvent être compromis suivant le siége qu'occupe le mal. Nous citons des cas dans lesquels la lésion palatine a été le point de départ d'ostéites suppurées des cornets, de l'ethmoïde, du vomer ; de la nécrose des os propres avec effondrement du nez.

La marche de la maladie est lente. Certains des sujets dont nous transcrivons l'histoire morbide, portaient depuis plusieurs mois à deux années les affections pour lesquelles ils se présentaient à l'hôpital. Le palatum durum n'avait pas encore été complètement détruit. Mais comme la progression du mal est constante la cloison ostéomembraneuse en arriverait certainement à disparaître tout entière.

Il est de notoriété que quand le palatum mobile est seul atteint, la muqueuse qui recouvre la voûte palatine peut à son tour être gagnée par l'ulcération et une ostéo-périostite avec destruction partielle de la lame osseuse être la conséquence de l'extension de l'affection. Après guérison, la perforation subsiste et avec elle tous ses inconvénients.

Pendant la cicatrisation, il peut s'être produit des adhérences qui empêchent totalement la communication entre l'arrière cavité des fosses nasales et le pharynx. Dès lors, les mouvements instinctifs de déglutition, ne peuvent plus favoriser l'échange de l'air contenu dans l'oreille moyenne et il en résulte une surdité permanente.

Tout ce que nous venons de dire, montre que le pronostic est grave et que l'on doit se garder d'abandonner la maladie à elle-même.

Obs. I. — Ulcération de la lèvre supérieure et de l'arcade dentaire en partie détruite du côté droit, avec perforation de la voûte palatine. — Kératite droite diffuse (16 avril à 16 septembre 1871). (Communiquée par M. Horand).

Clarisse G..., âgée de 22 ans, n'a jamais eu aucun engorgement ganglionnaire; n'a jamais présenté de manifestations morbides du côté des os. Elle n'a rien de l'habitus scrofuleux. Sa santé s'est maintenue bonne jusqu'à l'âge de 21 ans. Alors, sans cause appréciable, kératite double ayant laissé un peu d'opacité de la cornée à droite.

Six mois plus tard, la joue droite se tuméfie ainsi que la lèvre supérieure. En même temps, douleurs dans la région dentaire supérieure à droite; ébranlement des dents; celles-ci sont arrachées au nombre de sept successivement. La malade, peu intelligente, ne sait raconter d'une façon précise la marche de son affection. Toujours est-il qu'au moment de son entrée (16 avril 1871) elle présente une ulcération de la lèvre supérieure à droite, avec perte de substance. Cette ulcération occupe la commissure du même côté. Elle comprend toute l'épaisseur de la paroi buccale et se trouve cachée par de grosses croûtes jaunes.

En outre, sur la voûte palatine, perforation de la largeur d'une lentille et placée au niveau du point d'insertion du palatum mobile. Un stylet pénètre dans les fosses nasales et arrive sur le vomer nécrosé.

Quelle est l'origine de cette affection? La scrofule aurait-elle attendu aussi tard pour se manifester et surtout aurait-elle choisi de prime abord cette région?

Des cas de ce genre ont été cités; jusqu'ici, on a généralement accusé la diathèse strumeuse. La syphilis soit héréditaire, soit acquise, d'après les renseignements, ne peut pas plus être affirmée que la première affection. Cependant les conditions spéciales dans lesquelles s'est développée l'ulcération, l'aspect de cette ulcération, font que M. Horand s'arrête à la possibilité d'une syphilis constitutionnelle et administre l'iodure de potassium.

25 avril 1871. — 1 gr. iodure. Pansement teinture d'iode au 1/10e. Collyre à l'iodure de potassium.

Au 20 juin, nous retrouvons la malade avec 2 gr. d'iodure. Dans l'intervalle, deux petits séquestres se sont détachés au niveau de la perforation palatine et l'ont agrandie. En outre, l'ulcération de la lèvre s'est reproduite après une cicatrisation très-avancée.

3 juin. — 2 gr. 50 iodure.

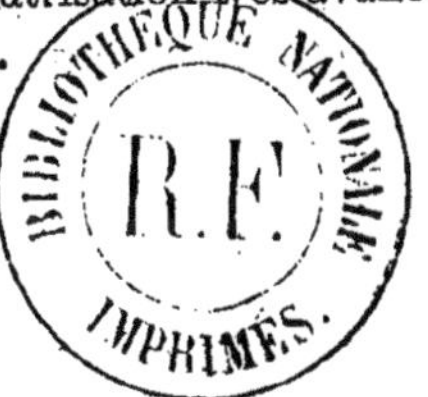

11 juillet. — La lèvre est complètement cicatrisée. Encore un petit séquestre non mobile au niveau de la voûte palatine.

18. — Diminution de la dose du médicament qui n'est plus administré qu'à 1 gr., et cela jusqu'au 10 novembre 1871, où la malade quitte l'hospice dans l'état suivant : La perforation de la voûte palatine est cicatrisée sur les bords et gêne peu la malade au point de vue des fonctions digestives.

De l'ulcération labiale, il ne reste plus rien qu'une cicatrice de bonne nature. Sur la cornée droite, se voit encore un petit nuage. Une otite intercurrente a complètement disparu.

Le traitement, par la rapidité de son action, a donc prouvé combien était légitime cette supposition d'un accident syphilitique.

En s'en tenant aux renseignements seuls, on ne pouvait songer à la syphilis. La similitude parfaite des lésions dont nous parlons avec celles où la syphilis se montre manifestement dans l'histoire morbide du sujet doit donc mettre sur la voie du diagnostic.

Obs. II. — Kératite double. — Perforation palatine. — Nez effondré. — Usure des incisives. — Adénites moniliformes (30 avril à 7 octobre 1870). (Communiquée par M. Horand).

Cette enfant, âgée de 10 ans, est entrée deux fois dans le service de M. Horand, à Sainte-Croix ; une première fois, en mai 1869, pour une kératite double. L'affection remonte à une époque très éloignée, puisque la malade raconte qu'elle a toujours eu mal aux yeux. Jamais elle n'a présenté d'adénites suppurées, ni d'ostéites. Les deux yeux sont tenus à demi fermés pour les garantir de la lumière. Paupières tuméfiées, rouges. Epiphora. La conjonctive est injectée, et sur la cornée se voient des ulcérations qui ont entamé jusqu'aux couches profondes de cette membrane. Photophobie ; spasme des paupières. Pas de blépharite ciliaire, les deux yeux sont également atteints.

En palpant la région occipitale, on sent des ganglions moniliformes rouler sous les doigts, mais la malade a présenté à diverses reprises de l'impétigo pédiculaire du cuir chevelu. Ainsi peut se trouver expliquée la présence de ces ganglions.

Enfin, dernière remarque très-importante, les dents sont usées. Cette usure porte principalement sur les incisives.

La malade séjourne à l'Antiquaille pendant deux mois et demi.

Traitement anti-strumeux : tisane feuilles de noyer, houblon et réglisse ; vin quinquina ; eau de Challes, une demi verrée chaque matin ; sirop phosphate de fer, deux cuillerées par jour ; vin. La manifestation locale est combattue par des scarifications, un collyre à l'atropine 0,10/30.

Le 27 juillet 1869, exeat sur la réclamation des parents. Amélioration.

Dans le courant de février 1870, la petite fille qui depuis sa sortie s'était bien portée, ressent de la gène pendant la déglutition, et comme une petite boule sur la voûte palatine quand elle porte sa langue en haut. Cette tumeur du volume d'une noisette s'est développée spontanément, sans douleur. Vers la fin du mois, elle s'ouvre d'elle-même. Au commencement de mars, reflux des boissons à travers les fosses nasales. C'est seulement le 30 avril 1870 que les parents se décident à amener leur enfant à l'Antiquaille.

A son entrée, on constate une perforation de la voûte palatine au niveau de son bord supérieur et sur la ligne médiane. Sur le pourtour, les tissus mous sont ulcérés, blafards, indurés, épaissis. Les ganglions cervicaux sont hypertrophiés surtout à gauche. Les ulcérations de la cornée persistent toujours.

En présence de cet ensemble de symptômes, M. Horand songe à la syphilis et fait interroger les parents. *Tous deux étaient syphilitiques avant la naissance de leur fille.* La ligne de conduite est donc toute tracée. Dose de l'iodure, 40 centig. par jour, dans du sirop d'écorces d'oranges amères. On touche la voûte palatine avec de la teinture d'iode au 1/10e. Pour les yeux, collyre à l'iodure 0,20/30.

10 mai. — 0,80 c. iodure. Amélieration sensible surtout au niveau de la voûte palatine.

3 juin. — La dose d'iodure a été portée progressivement à 1 gr. 20.

12 juillet. — On enlève un séquestre de la grosseur d'un haricot à peu près, au niveau de l'ulcération palatine. Dès lors, l'amélioration qui s'était maintenue se caractérise de plus en plus. Le traitement est continué jusqu'au 7 octobre 1870, époque à laquelle, sur la demande de sa famille, la malade obtient son exeat. La lésion palatine est presque guérie, mais sur chaque cornée persiste encore une ulcération et de temps à autre, surviennent de la conjonctivite et de la photophobie. Les parents promettent de faire continuer le traitement chez eux; et comme depuis, leur enfant ne s'est plus présentée à l'Antiquaille, il est permis de croire qu'elle est complètement rétablie.

Nous trouvons donc dans cette observation tous les signes désirables pour pouvoir affirmer la syphilis héréditaire: kérato-conjonctivite rebelle et usure des incisives (deux signes pathognomoniques d'après Hutchinson); enfin surtout, syphilis évidente chez les parents.

Obs. III. — Destruction de la cloison et de la sous-cloison. — Perforation de la voûte palatine. — Ulcération des piliers de la luette (25 juillet à 6 novembre 1871). (Communiquée par M. Horand).

Le jeune homme sujet de cette observation est un cultivateur, âgé de 17 ans, natif du département de l'Isère. Jusqu'à quinze ans, il s'est toujours bien porté et n'a jamais présenté aucune manifestation pouvant se rattacher à la scrofule ou à toute autre diathèse. Depuis deux ans, il est atteint de l'affection pour laquelle il se présente à l'Antiquaire.

Cette affection est caractérisée par une ulcération qui a détruit complètement la cloison et la sous-cloison, ainsi que l'extrémité du lobule du nez. Les deux ouvertures des narines n'en forment plus qu'une seule. En outre, il existe une perforation de la voûte palatine (datant d'un an et demi) avec engorgement consécutif des ganglions sous-maxillaires. La cause de cette tuméfaction doit évidemment se rattacher aux lésions nasopharyngiennes. Six mois plus tard, c'est-à-dire il y a un an, le malade éprouvant de la douleur pendant les mouvements de déglutition, examine sa gorge et constate la présence d'ulcérations au niveau de l'isthme du gosier. Le travail de destruction s'est accru peu à peu et aujourd'hui, les piliers, les bords du voile du palais, la luette sont profondément ulcérés. Les plaies ont un aspect grisâtre; leurs bords sont taillés à pic, elles reposent sur des tissus épaissis, indurés. Aucun accident vénérien antérieur ne peut expliquer la présence de ces diverses lésions dont la vue fait immédiatement venir à l'esprit l'idée de syphilis. L'affection du nez a commencé par de petits tubercules isolés qui se sont ulcérés plus tard et ont fini par se réunir. Sur la voûte palatine, il y a eu d'abord une tumeur molle, fluctuante, qui s'est ouverte pour livrer passage à du pus et a laissé l'os à nu. Ce dernier s'est perforé quelque temps après. Le malade ignore la cause de ces lésions; ses parents se portent bien.

Cinq jours après son entrée, le 31 juillet 1872, M. Horand administre comme spécifique l'iodure de potassium à la dose de 0,60 cent. dans de la tisane de douce amère et réglisse. En même temps, comme pansement, de la teinture d'iode au dixième.

L'iodure est progressivement porté à 1 gr. 75 (28 septembre). Pendant 36 jours, cette dose est maintenue. Au 28 octobre, le nez était complètement cicatrisé; les ulcérations des piliers et des amygdales en bonne voie de guérison.

6 novembre. — Exeat. Cicacitrisation complète. Le lobule du nez ainsi que les fosses nasales sont cicatrisés. La difformité consécutive à

l'affection n'est pas assez considérable pour nécessiter une intervention chirurgicale. Persistance d'un pertuis de la grosseur d'une tête d'épingle au niveau de la voûte palatine, pertuis qui constitue l'orifice d'une fistule borgne d'un demi-centimètre de profondeur, cicatrisée du côté des fosses nasales, aussi les liquides ne passent-ils plus par le nez quand le malade boit. Cicatrisation des piliers, de la luette. ***Disparition complète des ganglions sous-maxillaires.*** Etat général bon.

Ostéites suppurées du squelette nasal. — Tous les os qui « constituent, avec les os propres du nez, à l'extérieur, l'édifice intérieur des fosses nasales », peuvent être le siége d'une inflammation chronique, d'une désorganisation lente, peuvent se mortifier en partie. Nous avons lu plusieurs observations de syphilis héréditaire tardive dans lesquelles l'os incisif s'était nécrosé et isolé sous forme de séquestre, entraînant par sa présence une suppuration intarissable. Le séquestre enlevé et sous l'influence de l'iodure de potassium, tout s'était rétabli : la suppuration avait cessé ; la plaie s'était cicatrisée; mais naturellement, il restait une perte de substance entraînant à sa suite des troubles de la prononciation et de la mastication. Il ne nous a pas été donné de voir des cas pareils. Malgré cela, nous faisons rentrer cette nécrose de l'os incisif dans notre cadre. Par exemple, nous avons été témoin d'une nécrose partielle des alvéoles latérales du maxillaire supérieur. Ainsi, en résumé, les os propres du nez, les cornets, l'ethmoïde, le vomer, les os palatins, le maxillaire supérieur peuvent être atteints. Nous ne décrirons pas en détail la marche générale de l'affection : elle naît, se développe suivant les mêmes règles que les lésions correspondantes, dues à une autre origine. Nous nous contenterons d'énumérer certains signes particuliers.

Quand les os propres du nez sont atteints par l'inflammation, on remarque, outre des douleurs vers la racine de l'organe, outre de l'enchifrènement, une tuméfaction plus ou moins considérable. Les os semblent épaissis, plus volumineux et si l'apophyse montante du maxillaire supérieur se prend, il y a épiphora par suite de l'obstruction du canal lacrymal. Ces symptômes vont en s'accentuant peu à peu. Plus tard, la peau du nez, vers son origine, s'infiltre légèrement, rougit; quelquefois, il est possible de sentir au-dessous d'elle un peu de fluctuation. Les choses restent dans cet état pendant un certain temps; mais dans la suite, en appuyant sur le squelette nasal, on perçoit de la crépitation. Les os propres sont donc devenus mobiles, se sont donc peu à peu séparés de leurs voisins et n'existent plus qu'à l'état de séquestres. Enfin, ceux-ci, se détachant un à un, sont expulsés et les parties molles, n'étant plus soutenues, s'affaissent; la racine s'épate, s'enfonce même dans l'ouverture béante au-dessous d'elle. Alors, les narines basculent en avant. De tout cela résulte une difformité bien connue ; le nez n'est plus représenté que par une sorte de tubercule charnu. Pendant la durée de ces accidents, le vomer ou un des autres os a été gagné par l'inflammation. Il est expulsé lui aussi par portions, rarement en bloc ; les désordres se généralisant, toute la cavité nasale peut entrer en suppuration. Dès le début s'est établie une suppuration qui, avec les progrès du mal, devient de plus en plus abondante et dégage une odeur infecte. Le pus est mélangé à des détritus osseux. De temps à autre, le malade mouche de petits séquestres, l'ozène est la règle.

L'ostéo périostite est rarement primitive ; la cause la plus commune est pour nous la propagation de l'inflammation qui siége d'abord sur la région palatine. Comme de tous les accidents qui nous occupent ici, la durée de ces ostéites est longue, avant de s'effondrer, le nez met plusieurs mois, un an. Le pronostic est fâcheux, car, pendant leur durée, ces affections déterminent de l'ozène qui rend les patients un objet de dégoût pour leurs semblables et les oblige à en éviter la société ; ensuite, quand la guérison est arrivée, il reste une difformité irrémédiable.

A mesure que, sous l'influence du traitement, la maladie prend une tournure favorable, la suppuration diminue, l'état inflammatoire s'amende et l'ozène devient moins violent. Il disparaît complétement quand la sécrétion purulente est tarie ; le gonflement du canal lacrymal disparaît aussi et si les lésions n'ont pas été trop profondes, les larmes reprennent leur cours accoutumé. Voici quelques exemples d'ostéites suppurées des fosses nasales développées dans les conditions qui nous intéressent :

Obs. IV. — Effondrement du nez. — Perforation de la voûte palatine. — Destruction de tout le voile du palais (Durée du séjour : 21 juin 1874 à fin octobre 1874).

Jean M..., manœuvre de Montceau-les-Mines, est âgé de 17 ans, de petite taille, de constitution chétive, sa santé est habituellement bonne. Il a seulement eu dans son enfance quelques ganglions sous-maxillaires et cervicaux engorgés. Pas d'accidents syphilitiques antérieurs.

Ni le père ni la mère n'ont eu la vérole, d'après le témoignage d'un médecin du pays. 6 enfants ; 4 bien portants sans aucune manifestation suspecte ; une petite fille morte à l'âge de quatorze mois d'une affection de la poitrine probablement ; enfin notre malade qui jouit d'une bonne santé jusqu'en 1869 (il avait 12 ans). C'est alors qu'il sent sur la partie médiane de la voûte palatine une petite tumeur non douloureuse, molle, de la grosseur d'un haricot. Environ une semaine après, la tumeur qui avait augmenté de volume s'ouvre spontanément pendant la nuit, en donnant issue à du pus qui s'échappe par le nez et par la bouche. Le matin, en buvant, le patient constate que le liquide reflue par des fosses nasales. Jean M... ne se préoccupe pas davantage de tout cela, car il n'éprouve aucune douleur.

Mais un an après, durant un séjour à l'hôpital de son pays, pour une fracture de cuisse consolidée aujourd'hui, il se plaint de souffrir au niveau du voile du palais ; d'avaler difficilement ses aliments. On n'y prend pas garde. Pourtant, quelques semaines ensuite, en face de la persistance de ces symptômes augmentés d'un nasonnement très-accentué, on se décide à examiner le palais et on constate que le voile est en partie rongé par une ulcération ; que la luette a disparu, et que sur la voûte osseuse, un peu en avant de la suture cruciale, se trouve une perforation communiquant avec les fosses nasales. L'haleine est fétide, la bouche toujours mauvaise; suppuration assez abondante. Diagnostic: ostéite suppurée du maxillaire supérieur de nature scrofuleuse. Traitement anti-strumeux énergique, continué pendant deux années.

Dans cet intervalle, le nez au niveau de la racine se tuméfie, devient douloureux à la pression; du pus sort de temps à autre par les narines. Ozène. Issue de trois séquestres. Un jour, après la sortie de la dernière partie nécrosée, le nez commence à s'effondrer du côté droit. Un quatrième séquestre s'échappe et donne lieu à l'effondrement complet de la voûte nasale (il y a deux ans de cela).

Ainsi, en deux années, le traitement anti-strumeux n'avait produit aucune action favorable sur la lésion qui poursuivait son cours. Les altérations persistaient du côté du voile du palais et du maxillaire supérieur. Les incisives et les canines supérieures branlantes laissaient sourdre du pus de leurs interstices. L'inefficacité du traitement décourage donc le jeune homme qui suspend toute médication pendant les deux années suivantes. Mais le mal s'accroît à chaque instant et il y a quelques semaines, il retourne à l'hôpital prendre conseil. Les chirurgiens engagent leur client à venir à Lyon et lui donnent une lettre dans laquelle ils maintiennent leur premier diagnostic.

Aujourd'hui 21 juin 1874, Jean M..., se trouve dans l'état suivant: Teinte bistrée de la peau de la face principalement. Petits ganglions cervicaux postérieurs, épitrochléens et inguinaux engorgés. Surdité des deux côtés. Une odeur infecte se dégage du nez et de la bouche. Effondrement du nez dont le squelette osseux a disparu, laissant à sa place un épatement de la région interorbitaire au-dessous de laquelle les narines redressées forment un angle droit avec la racine du nez, l'aile droite est affaissée sur elle-même et ferme l'ouverture de la narine correspondante.

Les deux yeux sont fréquemment pleins de larmes, grâce à l'obsruction des conduits lacrymaux. La voûte palatine,depuis son origine en avant et sur une étendue de un centimètre et demi en arrière, présente une solution de continuité de forme ovalaire dont le plus grand diamètre transversal est de un demi centimètre environ. La lame osseuse a disparu dans toute son épaisseur. Bords fongueux, gros, saignant au moindre attouchement, couverts en partie d'un pus épais. A travers l'échancrure, apparaissent les fosses nasales dont les parois sont ulcérées, recouvertes de mucosités purulentes. En arrière, les lames horizontales des palatins ont résisté à la maladie ; mais le palatum mobile a été détruit, ainsi que les piliers antérieurs et postérieurs, les amygdales, la muqueuse pharyngienne est rouge, fongueuse, en partie voilée par du pus.

Plusieurs dents du maxillaire supérieur sont ébranlées. Les deux incisives gauches sont tombées ; leur emplacement est fongueux, couvert de matière purulente. Les gencives tuméfiées saignent facilement. Les autres dents sont petites, offrent de nombreuses échancrures. Le maxillaire supérieur gauche près de la ligne médiane est tuméfié, douloureux.

Haleine fétide. Nasonnement. Déglutition pénible avec reflux à travers les fosses nasales.

M. Horand diagnostique un accident syphilitique tertiaire. — Traitement : 22 juin. Tisane douce amère et réglisse avec iodure de potassium 1 gramme. Vin 300 grammes. Douches nasales avec décoction de feuilles de noyer.

25. — 1 gr. 50 d'iodure.

29. — 2 gr.

30. — Depuis hier éruption iodique sur la face. Pommade concombre et oxyde de zinc.

2 juillet. — 2 gr. 50 iodure. Extraction d'un petit séquestre au niveau des palatins.

12. — Amélioration bien sensible, l'ulcération du pharynx se cicatrise.

20. — 3 gr. iodure. Extraction d'un séquestre du maxillaire supérieur gauche comprenant toute l'alvéole de l'incisive moyenne.

27. — 3 gr. 50 iodure.

3 août. — 4 gr.

14 septembre. — 4 gr. 25. Les ulcérations se cicatrisent ; la suppuration du nez est presque nulle. L'ozène n'existe plus. La lésion de la voûte palatine offre le meilleur aspect. Sur la paroi pharyngienne se voient des bourgeons charnus de bonne nature. Fait remarquable, les bords des piliers postérieurs se sont accolés à la paroi pharyngienne, de manière à rétrécir l'orifice de l'arrière cavité des fosses nasales qui actuellement n'a pas plus de 1 centim. 1/2 de diamètre et présente une forme circulaire. L'état général est bien meilleur.

Fin octobre. — La déglutition est normale mais le nasonnement persiste ; la surdité disparue complètement à droite, diminue graduellement à gauche. Les ulcérations sont entièrement cicarist-ées. Le ma lade sortira sous peu.

Obs. V. — Ozène. — Effondrement du nez. — Destruction de la luette. — Kératite double (21 mai à 8 août 1872). (Communiquée par M. Horand).

Jeune fille de 22 ans, Eugénie G..., régulièrement menstruée. Jamais d'adénites ni d'ostéites suppurées ; mais en revanche, la malade s'est presque toujours vue avec des affections des yeux. Parmi les antécédents morbides, on ne trouve rien qui se puisse rattacher à la syphilis. Les renseignements sur les parents, sur le père principalement, sont vagues. Un frère âgé de 20 ans, toujours bien portant.

C'est à 12 ans que notre malade s'est aperçue pour la première fois des accidents qui ont déterminé plus tard son entrée à l'Antiquaille. Le nez est devenu douloureux à sa racine, s'est tuméfié. Cinq ans plus tard, la voûte osseuse s'affaisse et le nez de droit et long qu'il était devient aplati, camard ; à cela vient s'ajouter de l'ozène et une extinction de voix, laquelle dure huit mois. Ces motifs réunis font entrer notre malade à l'Antiquaille. Sur sa demande, elle en sort incomplètement guérie mais grandement soulagée après deux mois d'un traitement par l'iodure de potassium et les douches nasales aromatiques. Abandonnée à elle-même, l'affection fait de nouveaux progrès qui obligent Eugénie G... à reprendre le chemin de l'hospice.

Actuellement (22 mai 1872), nez effondré ; lobule et narines très-mobiles ; ozène ; excrétion purulente assez abondante. Légère raucité de la voix. Quand on fait ouvrir la bouche, on trouve la luette détruite sans ulcération actuelle sur l'isthme du gosier et la voûte palatine. Kératite diffuse double, plus accentuée à droite où la pupille est petite, l'iris peu visible. Injection des vaisseaux conjonctivaux.

Pas d'adénites. Les dents n'offrent rien de particulier.

22 mai 1872. — Tisane douce amère et réglisse avec 0 gr. 25 iodure de potassium. Douches nasales avec plantes aromatiques. Poudre de calomel pour l'œil.

28. — 0,75 iodurée.

30. — 1 gr.

6 août. — La dose d'iodure a été progressivement élevée à 2 gr. La malade éprouve une amélioration considérable. L'ozène a en grande partie diminué. La suppuration est à peu près tarie. Malheureusement Eugénie G... refuse d'attendre la guérison définitive et demande son exéat.

Ulcérations de l'isthme du gosier et du pharynx. — Nous avons rencontré les lésions dont la description va suivre sur les piliers, la luette, les bords du voile, les amygdales, le pharynx. Toutes se ressemblent sauf celles du pharynx, dont l'aspect est différent des autres. Là, elles siègent sur la face postérieure de l'organe. Leur existence se traduit par de la douleur en avalant, en outre par une expectoration de mucosités verdâtres striées de sang assez fréquemment. La bouche est constamment mauvaise et l'haleine dégage une odeur putride peu accentuée, il est vrai. On ne voit pas, à l'examen, de perte de substance à proprement parler. La muqueuse se présente comme uniformément gonflée, elle est d'un rouge sombre. La surface en est chagrinée et, dans les sillons qui séparent les mamelons, stagne un pus d'un jaune verdâtre qui, ailleurs, s'est accumulé sous forme de croûtes à demi desséchées, voilant complétement la muqueuse. Ainsi, l'ulcération est peu profonde ; c'est plutôt une exulcération ; son apparition n'a pas lieu de prime abord, sans lésion concomitante. Elle est en général consécutive à d'autres ulcérations du voisinage dont il nous reste à parler.

Ce sont les ulcérations des piliers, des amygdales, de la luette et du voile palatin. Il nous a paru que les piliers antérieurs, la luette, les bords du voile surtout étaient plus souvent attaqués que le corps même du voile, les amygdales et les piliers postérieurs. Le plus fréquemment, c'est sur un des bords du palatum mobile que débute la lésion. Elle s'accompagne d'une infiltration des tissus, infiltration qui peut quelquefois être volumineuse relativement. C'est ce dont nous avons été témoin chez une petite fille de douze ans. Le bord libre et le pilier antérieur du côté gauche, avant de s'ulcérer, s'étaient infiltrés assez pour simuler une petite tumeur ayant la forme des parties sur lesquelles elle reposait, très-consistante. A mesure que l'ulcération se développait, l'infiltration allait en diminuant. Jamais il n'y eut de collection purulente. Mais ordinairement, la tuméfaction n'est pas aussi considérable ; les parties sont simplement un peu gonflées. Née sur l'un des bords du voile, l'ulcération s'avance soit vers le pilier correspondant, soit vers la luette, dont elle peut ronger presqu'entièrement la base, si bien que l'organe ne tient plus que par un fil, pour ainsi dire, La maladie peut ainsi rester longtemps à s'accroître, mais aussi le travail de désorganisation peut s'accentuer plus rapidement, envahir le voile lui-même, le détruire en entier, arriver sur le palatum durum et, après avoir achevé la destruction de la muqueuse, entraîner par propagation la carie des os ou leur nécrose partielle. Du côté des piliers, après leur disparition, l'ulcération envahit quelquefois l'amygdale et la ronge complétement. Quoiqu'il en soit, que le siége primitif ait été le bord libre ou un des autres points que nous avons nommés, la marche, l'aspect sont les mêmes.

Nous n'avons jamais assisté au début de la maladie. Toujours les sujets sont arrivés dans un état déjà grave, avec des ulcérations étendues. Il est probable que, comme dans l'angine syphilitique tertiaire, l'affection se traduit d'emblée par une petite perte de substance qui va en s'accroissant. Peut-être aussi, quand l'amygdale est le point de départ de l'angine, voit-on d'abord, sur l'organe tuméfié, une tache jaune à laquelle succède l'ulcération. Ce sont là les modes d'origine de l'angine syphilitique tertiaire décrits par M. Peter dans le *Dictionnaire des sciences médicales.* Comme nous croyons devoir rapporter les cas que nous décrivons à la syphilis, nous pensons que les débuts sont semblables des deux côtés.

Les ulcérations, donc, siégent sur une muqueuse infiltrée légèrement, elles sont entourées d'une aréole d'un rouge cuivré ; leur forme est arrondie, leurs contours, dont la coloration est semblable à celle de l'aréole, offrent une régularité presque parfaite. Ils ne sont pas décollés comme dans la scrofule et ne retiennent pas au-dessous d'eux de collections purulentes, mais ils sont taillés à pic; leur profondeur est variable. Sur l'amygdale, quand la maladie date de longtemps, l'ulcère peut présenter l'aspect d'une anfractuosité considérable. Le fond est tapissé par une couche pultacée, grisâtre. La suppuration est peu abondante, ichoreuse, fétide. Quelquefois, il n'y a qu'une seule ulcération, l'ulcération primitive qui a étendu son domaine. D'autres fois, au contraire, deux ou trois points sont attaqués simultanément. Si le bord libre ou le voile sont pris, il peut y avoir demi paralysie du palatum mobile, et comme conséquence, nasonnement, reflux intermittent de boissons par le nez. La déglutition est pénible dans tous les cas; l'haleine fétide. C'est généralement cette fétidité de l'haleine et la douleur en avalant qui éveillent l'attention des malades, car il n'y a pas de symptômes généraux ni de réaction fébrile. La constitution, dans la plupart des cas, n'a subi aucune altération et rien ne trahit à l'extérieur les désordres de la cavité buccale. C'est ce qui explique pourquoi des malades peu attentifs, négligeant les deux symptômes subjectifs sus énoncés, ont pu porter pendant plusieurs semaines, plusieurs mois même des ulcérations assez vastes sans s'en douter. Au début, le pronostic est peu grave, mais on comprend qu'il soit sujet à le devenir dans la suite, car les parties constituantes de l'isthme du gosier peuvent être totalement détruites.

Obs. VI. — Ulcération de la moitié droite du voile du palais et de la base de la luette (Durée du séjour : 9 juillet à 20 août 1874).

Marie S..., 12 ans, de constitution moyenne, se présente le 9 juillet 1847 à la consultation gratuite de l'Antiquaille pour une ulcération du voile du palais. Le père et la mère se disent sains de tout accident syphilitique. 10 enfants dont 4 morts de convulsions à 3 ou 4 mois; un autre victime d'une dysentérie à 14 mois ; ni les uns ni les autres n'avaient présenté de boutons sur le corps. 5 existent donc encore. Un d'entre eux âgé de 15 ans, est atteint d'une affection oculaire caractérisée par une tache sur l'une des deux cornées. Il porte cette tache depuis huit mois. Le traitement homœopathique suivi jusqu'ici n'a pas encore donné de résultats satisfaisants. En outre, les ganglions sous-maxillaires ont suppuré. Trois autres enfants sont bien portants. Il reste enfin notre petite malade dont voici les antécédents morbides :

Bonne santé jusqu'en décembre 1873 où elle a une kératite gauche qui dure deux mois. Aujourd'hui, la cornée est parfaitement saine. Quelques mois plus tard, engorgement des ganglions sous-maxillaires et parotidiens. Cet engorgement persiste toujours. Enfin, depuis trois mois, gêne de la déglutition, douleurs spontanées au niveau de l'arrière bouche. Un médecin homœopathe voit la malade et constate à droite, près du bord libre du voile du palais, la présence d'une petite tumeur qui ne suppure pas dans la suite, mais dont la surface s'ulcère. Effet nul d'un traitement homœopathique de trois semaines. La gêne de la déglutition va en croissant ; la bouche est mauvaise ; l'haleine fétide de plus les aliments et boissons passent par le nez.

Aujourd'hui, 9 juillet, on constate sur les piliers droits et surtout sur la portion droite du voile du palais avoisinant la luette une ulcération à bords légèrement taillés à pic, renversés ; à fond pultacé, grisâtre. Tout autour, les tissus sont indurés. L'ulcération a détruit une partie du voile ainsi que la base de la luette qui tient encore par un filament. Les ganglions parotidiens de ce côté sont légèrement engorgés.

Jamais d'éruptions cutanées ni antérieures ni postérieures à l'ulcération. Les dents ne sont pas usées.

Traitement. — Chaque jour 0,50 centigr. d'iodure de potassium dans de la tisane de douce amère. Pastilles de chlorate de potasse.

16 juillet. — Amélioration ; la dose d'iodure est portée à 1 gr.

30. — L'ulcération marche vers la cicatrisation complète ; 1 gr. 50 d'iodure.

6 août — La cicatrisation est presque entièrement achevée ; 2 gr. d'iodure.

20. Jusqu'à présent, cette dose a été maintenue. Le voile du palais est souple ; l'ulcération a disparu complètement. Il ne reste à sa place qu'une perte de substance du côté droit et au voisinage de la luette. Les aliments et les boissons suivent leur voie naturelle. La déglutition n'est plus douloureuse.

Obs. VII. — Ulcération de l'amygdale droite et du pilier droit (Durée du séjour 22 juin à 25 novembre 1873). (Communiquée par M. Horand).

Philomène F..., âgée de 14 ans, domestique, entre pour une ulcération de l'arrière gorge. Elle n'est pas encore menstruée. Santé toujours chancelante. Pendant son enfance, kératites nombreuses ; adénites suppurées sous-mentonnières dont les traces ineffaçables persistent sous forme de cicatrices.

Il y a cinq ans, hydarthrose double des genoux; la durée a été de deux mois.

Le père et la mère sont morts. Un frère et une sœur bien portants.

La malade est chétive. Les os propres du nez sont effondrés. Philomène F... ne sait dire à quelle époque remonte cet accident. Il n'y a aucune apparence d'antécédents syphilitiques. L'affection actuelle date de trois mois. Début brusque par une gêne croissante de la déglutition sans reflux cependant à travers les fosses nasales. Un médecin consulté à cette époque, cautérise l'ulcération avec du perchlorure de fer d'abord, puis avec la pierre infernale. Malgré cela, l'affection s'est encore étendue, puis elle est restée stationnaire.

Aujourd'hui, le pilier antérieur droit, l'excavation amygdalienne, le bord libre du voile du palais, le bord droit de la luette sont profondément atteints. L'ulcération a un aspect blafard; elle est dure au toucher, sanieuse, déchiquetée et semble se prolonger sur la face supérieure du palatum mobile. Pas de douleurs spontanées ou de phénomènes anormaux pendant la déglutition. Quelques ganglions cervicaux et sous-maxillaires engorgés. Le voile du palais à droite, se montre sain. La paroi pharyngienne est sèche et couverte de mucosités jaunâtres. L'oreille gauche un peu douloureuse au début, ne présente rien de particulier aujourd'hui. Les fosses nasales paraissent en bon état. Respiration un peu bruyante, la bouche ouverte. Fonctions digestives assez bonnes.

24 juin 1873. — 4 dragées d'iodure de fer. 2 cuillerées vin quinquina. Tisane petite centaurée ; gargarisme : décoction quinquina, chlorate de potasse et miel rosat.

25 juillet. — Aucun changement appréciable. On coupe la luette qui est d'une longueur exagérée.

8 août. — Potion avec chlorate de potasse 2 gr., dans le but d'activer la cicatrisation.

12. — Rien de nouveau, l'ulcération présente la même étendue et son induration accoutumée. Insufflation d'alun.

29. — 2 cuillerées sp. iodure de fer.

2 septembre. — Devant l'impuissance du traitement antistrumeux, on se décide à employer l'iodure de potassium seul. Dose 0,60 dans la tisane de douce amère.

23. — 2 grammes d'iodure. Les tissus sont sensiblement moins indurés et la plaie marche vers la cicatrisation.

24. — 2 gr. 50.

25 novembre. — Jusqu'à présent, cette dose a été maintenue. Le succès a été complet. Exéat en parfait état. Cicatrisation absolue. Plus d'induration.

Obs. VIII. — Ulcération de toute la partie droite du palais (Durée du séjour : 9 juin au 19 juin 1871). Communiquée par M. Horand).

Les parents de cette malade (elle a 11 ans) n'ont jamais eu d'accidents syphilitiques, elle-même s'est jusqu'à présent bien portée. Pas de manifestations antérieures pouvant se rattacher soit à la scrofule, soit à la syphilis.

L'an dernier, une femme qui avait « du mal à la bouche » d'après le dire des parents, lui aurait communiqué son affection en l'embrassant. Ce renseignement étiologique doit-il être pris en sérieuse considération ? Les accidents primitif et secondaires ont fait défaut et vainement terroge-t-on la petite fille à ce sujet.

C'est à quelques mois seulement que remonte le début de la maladie. Le voile du palais s'est ulcéré sans que la patiente s'en soit aperçue, et lorsque frappés par la mauvaise odeur qu'exhalait leur enfant, par le nasonnement de la voix, les parents ont examiné son gosier, ils ont trouvé toutes les lésions que nous allons décrire, bien qu'un peu moins avancées :

Sur le voile du palais, vaste ulcère qui a produit une échancrure profonde située sur la ligne médiane. Cette échancrure a pour base toute la moitié droite et monte en se rétrécissant jusqu'à la voûte palatine. Celle-ci présente à son tour un ulcère à fond grisâtre, large de 1 centimètre 1/2 environ, partant du milieu du bord postérieur de la voûte et s'étendant en avant. La luette est ulcérée à sa base seulement ; elle est entraînée en bas et à gauche. Les piliers droits ont entièrement disparu ; à gauche, ils sont sains.

Sur la paroi postérieure du pharynx, ulcération de mauvais aspect, à fond blafard, sanieux, recouvert par places de muco-pus jaunâtre.

Les tissus sous-jacents sont injectés, tuméfiés, indurés.

Tel est l'état de notre malade au jour de son entrée, 9 juin 1871. Nous devons ajouter encore que l'on trouve aux deux angles du maxillaire inférieur, un ganglion lymphatique légèrement engorgé.

Cette observation est incomplète car la malade n'a pu être suivie que pendant quelques jours seulement : 9 juin à 19 du même mois 1871. Ses parents sont venus la réclamer au moment où déjà il était permis de constater les heureux résultats fournis par le traitement ioduré. Pendant neuf jours, elle a absorbé 1 gramme d'iodure de potassium. Les ulcérations avaient pris un meilleur aspect ; leur teinte grisâtre, blafarde avait disparu pour faire place à une teinte rosée, de favorable augure. Des bourgeons charnus de bonne nature se montraient à la surface.

Ce cas, nous le savons, ne permet pas de conclusion propice à notre théorie, il eut fallu que la petite fille sortît guérie de l'Antiquaille. Le traitement a été administré trop peu de temps pour cela. Cependant, nous croyons que l'amélioration notable de son ulcère par l'iodure, en si peu de temps, doit avoir pour cause la nature même de cet ulcère, car nous l'avons dit, l'iodure de potassium appliqué à un ulcère franchement scrofuleux n'agit qu'à la longue, comparativement à son action si rapide chez un syphilitique.

Lupus. — Le lupus, toujours tuberculeux, se présente avec les deux manières d'être de cette variété : ulcéreux ou non ; il naît ordinairement sous forme d'une petite plaque érythémateuse, d'abord, légèrement prurigineuse parfois, elle siège soit sur la face externe d'une des narines, soit sur la muqueuse. Cette petite plaque devient peu à peu saillante, prend la forme d'un tubercule dont le volume peut égaler celui d'un pois. Quand on touche un tubercule pour juger de ses dimensions, il ne faut pas se contenter de le mesurer de l'œil, mais il faut le prendre entre ses doigts ; on sent alors que la petite tumeur est plus ou moins profondément implantée dans les tissus, qu'elle n'est pas aussi minime qu'elle paraissait de prime abord. La couleur du tubercule, ainsi entouré d'une sorte d'aréole, est d'un rouge sombre, cuivré. Il est légèrement transparent.

Ou bien il y a insensibilité complète, ou, comme nous l'avons dit plus haut, léger prurit. La forme varie : plus ou moins arrondie, plus ou moins acminée. La consistance diffère beaucoup de celle d'un produit inflammatoire. En palpant, on sent une rénitence, une élasticité particulière; la surface est généralement luisante, lisse, couverte de furfures adhérents, blanchâtres. Souvent, l'affection ne se traduit pendant un certain temps que par une seule tumeur ; mais toujours, plus tard, sans qu'il soit possible de fixer une date, d'autres éléments peu nombreux se montrent, quatre, cinq, six. Puis il se forme de nouvelles poussées tuberculeuses qui s'ajoutent à l'ancienne ou bien en sont peu distantes. La peau intermédiaire aux groupes prend la teinte caractéristique rouge cuivrée ; nous n'avons pas remarqué de disposition bien déterminée dans le mode d'arrangement des tubercules, En tout cas, l'évolution est très-lente. On ne note pas cette tendance à s'élargir propre au lupus scrofuleux. Presque toujours, la sous-cloison est le siége de tubercules tendant à s'ulcérer et à en amener la perforation. Notre maître, M. Horand, insiste sur ce signe dans ses leçons cliniques et au lit du malade. Dans le lupus syphilitique, dit-il, la sous-cloison est toujours détruite au moins en partie, tandis que dans le lupus scrofuleux, c'est l'exception.

La durée de l'affection se chiffre par années à part qu'un traitement particulier n'en vienne arrêter les progrès. Le pronostic du lupus non ulcéreux n'est pas aussi grave que celui du lupus avec ulcérations, car les désordres sont moins profonds. Quand le mal est arrêté, il se forme une cicatrice blanche, déprimée, entourée d'une auréole plus ou moins foncée.

Le lupus peut être ulcéreux ; nous allons voir quelle est alors sa marche. Les débuts sont semblables dans les deux cas, mais au lieu de conserver cette surface brillante, couverte de petits furfures, le tubercule se couvre d'une croûte épaisse, mamelonnée, de couleur brunâtre. Le malade souffre en enlevant ces concrétions; au-dessous d'elles se trouve une surface ulcérée, saignante, à bords taillés à pic. La croûte est bientôt reformée. Il n'est pas rare de constater des groupes tuberculeux et ulcéreux en même temps sur la face externe d'une narine, sur la muqueuse. Alors se voient de gros amas noirâtres, purulents par places, qui, par leur accumulation, en arrivent à obturer la narine et même à faire saillie au dehors. Le travail de désorganisation a pour résultat inévitable une perte de substance. Il est évident que l'étendue de cette dernière varie avec la gravité et le nombre des nodosités ulcérées. C'est dans ces cas de lupus ulcéreux que la sous-cloison est largement perforée. Avec le temps, le lupus peut ronger les ailes du nez, détruire en partie le lobule. Le pronostic est, nous l'avons dit, plus sérieux que dans le lupus seulement tuberculeux, à cause des difformités que le travail ulcératif entraîne à sa suite. Pendant toute l'évolution de la maladie, l'état général se maintient satisfaisant. Les douleurs spontanées sont à peu près nulles; le malade souffre seulement quand il détache ses croûtes, quand il presse sur les régions affectées. Quelquefois, les ganglions sous-maxillaires, auxquels se rendent les lymphatiques du nez, sont engorgés.

Chez certains malades, les formes ulcéreuses et simplement tuberculeuses peuvent se rencontrer simultanément. En résumé, le lupus est tuberculeux, ou tuberculo-ulcéreux, jamais simplement érythémateux. Il siége sur le nez: ailes, lobules, muqueuse. Une seule narine est en général atteinte. La sous-cloison est perforée ou en voie de perforation. Tuméfaction et déformation de l'organe. Teinte rouge cuivrée des tubercules réunis par groupes. La surface en est furfuracée ou voilée par des croûtes bruna res.

Obs. IX. — Lupus de l'aile gauche et du lobule du nez. — Kératite ancienne à gauche. — Albugo (Durée du séjour : 16 août 1873 à octobre 1874).

Pierre P..., âgé de 19 ans, jouit d'une bonne santé. Il est de taille moyenne, bien constitué. Point de maladies graves dans son enfance; jamais d'affections cutanées. Pas d'antécédents syphilitiques. Le père et la mère sont morts ; aucun renseignement sur leurs accidents morbides. Deux enfants : une fille toujours bien portante, âgée de 21 ans, et un garçon, sujet de cette observation. Pendant un séjour prolongé dans une habitation très-humide, ce dernier contracte des engorgements multiples des ganglions parotidiens cervicaux, sous maxillaires. Un seul ganglion a suppuré. Il y a cinq ans, kérato conjonctivite gauche très-intense avec photophobie extrêmement accusée. Le malade s'était couché et avait dormi plusieurs heures, ayant très-chaud dans un pré humide. Voilà, selon lui, l'origine de son affection, qui dure deux mois et laisse à sa suite des désordres irréparables. En effet, la cornée a été perforée, sa forme est conique. Il y a synéchie antérieure avec disparition incomplète de la chambre correspondante. Néan moins, la pupille joue à peu près normalement. Sur la moitié interne de la cornée, leucoma assez considérable pour cacher en grande partie le champ pupillaire. Pas de douleurs.

Mais le début de l'affection qui amène notre malade à l'Antiquaille, remonte au mois de janvier 1872. Elle siége sur le nez et intéresse le lobule ainsi que l'aile gauche, elle a commencé par un petit tubercule sur le bord interne de la narine. Ce tubercule rouge sombre, s'est ulcéré au bout de quelques semaines; après lui, d'autres se sont montrés dans le voisinage du premier; tous ne sont pas ulcérés. Au moment de l'entrée du malade (16 août 1873), le lobule ainsi que l'aile gauche du nez sont parsemés de petites nodosités d'un rouge sombre, à surface furfuracée, séparées les unes des autres par des espaces de peau indurée et d'un rouge plus foncé. Il existe une perte de substance peu étendue, couverte de croûtes noirâtres, à l'union du lobule avec l'aile du nez. Dans la narine se voit également un point ulcéré. Enfin, la sous-cloison est perforée et les bords de cette perforation forment une plaie sanieuse, grisâtre. La suppuration assez abondante naguère, a beaucoup diminué depuis quelque temps.

Les dents sont saines.

M. Horand diagnostique une manifestation tardive de la syphilis héréditaire et institue un traitement à l'iodure de potassium.

16 août. 0 gr. 50

20 septembre. 1 gr.

13 novembre. 1 gr. 50. La guérison marche lentement.

Au commencement de février 1874, le malade se trouve toujours dans le même état. Le mal n'a pas gagné en étendue, pourtant. Comme il se pourrait qu'on ait fait fausse route, on suspend l'iodure, et à la place on a recours à la médication anti-strumeuse : vin, tisane feuille de noyer, houblon et réglisse, sirop d'iodure de fer. En même temps, pansements avec une solution de nitrate d'argent .

Après quatre mois de ce traitement, l'affection, loin de s'améliorer, prend de l'accroissement ; les ulcérations s'étendent, les tubercules sont plus nombreux. Aussi, le 5 mai 1874, revient-on à l'iodure de potassium, qui est donné à la dose de 1 gr.

23 mai. 2 gr.

6 juin. 3 gr.

10. — 3 gr. 50.

15. — 4 gr. L'affection s'est arrêtée dans sa marche envahissante ; les tubercules s'affaissent. Malgré cela, la sous-cloison est entièrement détruite.

17 août. 4 gr. 50 d'iodure. Amélioration définitive très-manifeste.

15 septembre. Le malade est toujours à 4 gr. 50 d'iodure. L'aile gauche du nez est encore un peu rouge, mais les tissus sont assouplis ; les nodosités ont disparu. La cicatrice consécutive à l'ulcération du bord libre de l'aile du nez présente une couleur blanche de bon augure pour la guérison complète. L'albugo n'occupe plus une aussi large surface sur la cornée. Les parties les moins opaques se sont résorbées.

Au commencement d'octobre, le nez est revenu à son état normal, et le malade peut quitter l'Antiquaille dans un état des plus satisfaisants.

Obs. X. — Lupus de l'aile droite du nez avec destruction du bord libre. — Perforation de la sous-cloison. — Destruction du palatum mobile (Durée du séjour : 16 avril à 18 septembre 1874).

Le sujet de cette observation, Marie P..., est une jeune fille de 13 ans non réglée. A l'âge de 22 ans, le père a eu un chancre caractérisé de chancre volant par un médecin. Ce chancre mit trois semaines à se cicatriser, et ne fut suivi d'aucun accident. La mère est morte à 28 ans d'une pneumonie. Elle était enceinte de quatre mois. Quatre enfants, le premier, mort à trois mois ; le second, à six semaines (il est impossible de savoir de quoi) ; le troisième est mort-né. La mère avorta à huit mois à la suite d'une frayeur. Elle n'avait jamais eu aucun bouton sur le corps. A la connaissance de son mari, le père marié en secondes noces, a une fille qui se porte bien.

Marie P..., notre malade, est le quatrième enfant issu du premier mariage. Elle est de taille moyenne, de bonne constitution. Sa santé a toujours été bonne jusqu'à l'âge de 11 ans, aucune manifestation pouvant se rattacher soit à la scrofule, soit à la syphilis. Mais il y a deux ans, est survenue une kératoconjonctivite de l'œil droit avec surdité concomitante. La kératite disparaît en quelques semaines sans laisser de cicatrices. Enfin, il y a six mois, la malade s'aperçoit qu'elle nasonne et éprouve de la peine à avaler ses aliments. En outre, l'aile droite du nez devient douloureuse sur la face interne. Peu à peu, l'ouverture de la narine correspondante s'obture par l'accumulation d'épaisses croûtes d'un jaune noirâtre et sur la face externe de l'aile du nez, près du bord libre, apparaissent trois ou quatre tubercules d'un rouge sombre, durs. La peau qui sépare les tubercules s'injecte, s'épaissit à son tour un peu plus tard; puis les tubercules s'ulcèrent et se recouvrent de grosses croûtes noirâtres. Un médecin consulté prescrit un traitement pour le nez sans s'occuper de l'état de la gorge. Insuccès complet de la médication. L'affection poursuit son cours.

Le 16 avril 1874, notre malade se présente à l'Antiquaille et entre dans le service de M. Horand. Voici dans quel état : sur l'aile droite du nez, se trouve une croûte surmontant la narine et reposant sur une ulcération assez profonde qui a détruit déjà une certaine portion de la paroi près du bord libre, et perforé la sous-cloison sur une large surface.

Examinons la bouche : nous trouvons les incisives irrégulièrement implantées, mais non usées. Il n'en est pas de même des deux canines et des deux premières molaires du maxillaire inférieur, des deux canines et des deux premières molaires du maxillaire supérieur. Elles sont usées à plat; le bord tranchant des canines, la couronne des molaires ont presque entièrement disparu, et la dent s'élève à peine audessus des gencives. Sur la périphérie de la portion existant encore de la couronne, l'émail se présente avec sa coloration normale tandis que la face supérieure pour les dents inférieures, et inférieure pour les dents supérieures, est d'un jaune safran. La couche d'émail a disparu ainsi que les tubercules, et on peut voir manifestement les trois parties constituantes de la couronne : couche d'émail d'un blanc nacré sur les bords; en dedans, l'ivoire plus jaune, et enfin au centre la cavité dentaire qui apparait par transparence. Ces dents sont solidement implantées, indolores; la malade s'en sert facilement.

Si l'on pénètre plus avant dans la cavité buccale, on aperçoit une lésion profonde au niveau de l'isthme du gosier, qui lui représente une ouverture triangulaire formée en bas par la langue non altérée, latéralement par deux rebords d'un rouge sombre œdémateux, ulcérés; ce sont les vestiges des piliers du palatum mobile. Ces rebords viennent se réunir en avant pour constituer le sommet du triangle, non loin du centre de la suture des os palatins avec les maxillaires supérieurs. Les lames horizontales des palatins sont donc en partie détruites, de même que le voile du palais, la luette, les piliers, les amygdales. En arrière apparaît le pharynx d'un rouge sombre, tuméfié et ulcéré par places, en partie recouvert de mucosités purulentes. La muqueuse de l'arrière cavité des fosses nasales doit être gonflée aussi, car le passage de l'air ne s'y fait que difficilement, et la malade respire constamment par la bouche. Nasonnement très-prononcé. Les sens du goût et de l'odora sont intacts, prétend la malade. Cette affection est née, a progressé lentement, sans douleurs, sans éveiller l'attention. Quelques ganglions sous-maxillaires engorgés. Surdité très-accusée des deux côtés. Le diagnostic n'a pas été discuté un seul instant dans ce cas. En effet, les deux signes indiqués par Hutchinson comme pathognomoniques de la syphilis héréditaire, la kératite et l'altération des dents existent d'une façon bien évidente. En outre, d'après les renseignements obtenus, rien ne prouve que l'un ou l'autre des ascendants n'ait pas eu la syphilis. Aussi le traitement ioduré est-il immédiatement institué.

20 avril. 0 gr. 50 d'iodure de potassium.

24. — 0 gr. 75 de teinture d'iode sur le nez. Douche nasale.

28. — 1 gr.

2 juin. 1 gr. 25.

9. — 1 gr. 75.

12. — 2 gr.

19. — 2 gr. 25.

3 juillet. 2 gr. 50. L'ulcération naso-pharyngienne marche vers la cicatrisation. La suppuration est bien moins abondante.

24. — 3 gr. d'iodure de potassium.

4 août. 3 gr. 50 l'amélioration s'accentue de plus en plus.

14. — 4 gr. L'ulcération du palatum mobile a presque entièrement disparu. Les bords sont encore gonflés ; suppuration nulle.

La malade est restée jusqu'au 18 septembre à 4 gr. d'iodure. A cette date, elle est renvoyée dans l'état suivant : le lupus nasal est entièrement cicatrisé. L'aile droite du nez, dans une étendue de un demi centimètre de hauteur à partir de son bord libre et sur une longueur de un centimètre, n'existe plus. La cicatrice est blanche, souple, les deux narines communiquent très-largement grâce à l'absence de la sous-cloison. La muqueuse nasale présente un aspect normal. L'ulcération du voile du palais a laissé à sa place une cicatrice dont la couleur est la même que celle de la muqueuse ambiante. Les bords de la cicatrice restent un peu épaissis. La gorge est entièrement guérie. La paroi pharyngienne seule est encore un peu tuméfiée et couverte par places de mucosités verdâtres. La surdité a totalement disparu. Le nasonnement est toujours bien prononcé, mais ni les aliments ni les boissons ne passent maintenant par le nez.

Obs. XI. — Lupus du lobule du nez. — Destruction du voile du palais. — Kératite gauche (4 novembre 1873 à 17 mars 1874). (Communiquée par M. Horand).

Voici les antécédents morbides, héréditaires et personnels du sujet de cette observation, Mariette B..., âgée de 15 ans, entrée à Sainte-Croix le 4 novembre 1873.

Le père est cultivateur, d'une santé délicate, sujet aux ophthalmies; il en a gardé une deux ans. En outre, fréquemment, depuis 1871, surviennent des angines de longue durée, dit-il. La mère, bien portante, se plaint, elle aussi, de fréquentes ophthalmies. Trois enfants : 1° un garçon mort à 14 mois d'une maladie inconnue ; 2° une fille enlevée par la rougeole à 15 mois ; 3° notre malade qui, vers l'âge de trois ans, est atteinte d'une ostéite double affectant les deux extrémités péronéales inférieures. Durée deux ans. Guérison avec cicatrices ; celle du côté droit plus considérable qu'à gauche. Les mouvements des pieds sont restés normaux.

De 5 à 12 ans, Mariette B... se porte très-bien, mais à cet âge, nouvelle manifestation dont la durée est de deux ou trois mois, c'est une kératoconjonctivite gauche qui laisse comme trace de son passage un petit néphélion au centre de la cornée. De 12 à 15 ans, autre période de calme.

Enfin, en juillet 1873, débutent les accidents qui, quatre mois plus tard, nécessitent son entrée à l'Antiquaille. Sur la sous-cloison du nez, se développe un bouton qui s'entoure d'une auréole inflammatoire rouge sombre, puis se recouvre de croûtes. Peu à peu, l'affection gagne en étendue, d'autres boutons se montrent ; ainsi se trouvent envahis la sous-cloison et le lobule du nez.

A ce cortége de symptômes se sont ajoutés du nasonnement et une sécrétion puriforme.

Aujourd'hui, le nez paraît hypertrophié. Son lobule, le bord inférieur de la sous-cloison, le bord de l'aile droite et la portion contiguë de la lèvre, sont envahis par des ulcérations recouvertes de croûtes brunâtres. L'orifice de la narine droite, est rétréci grâce à l'épaississement des parois. La narine gauche fonctionne plus librement. Nasonnement très-prononcé rendant l'élocution difficile à saisir. Sécrétion muco-purulente de grande abondance ; elle tache le linge en jaune et ne présente pas d'odeur spéciale.

Maintenant, si on examine la bouche de la malade, on trouve au niveau de l'isthme du gosier, une ulcération. La luette, le pilier postérieur gauche, le palatum mobile de ce côté, ont totalement disparu. Du côté droit, le pilier postérieur est ulcéré sur son bord, mais non détruit. La région entière est recouverte de mucosités purulentes. Les liquides, les solides, ne refluent pas à travers les fosses nasales pendant la déglutition. Aucune trace d'engorgement ganglionnaire. Les deux incisives supérieures présentent au niveau de leur bord libre, une usure bien accusée.

La vue est bonne. A gauche, néphélion au centre de la cornée. Un peu de blépharite à droite.

Bon état général. Non menstruée.

7 novembre 1873. — Tisane douce-amère et réglisse avec 0,50 iodure de potassium. Douches nasales. Bains sulfureux tous les deux jours.

2 décembre. — 1 gr. 75 d'iodure.

2 janvier 1874. L'ulcération marche de jour en jour vers la guérison. L'iodure n'est plus donné qu'à 1 gramme.

16. — 0,50 iodure. Dose continuée jusqu'au 17 mars 1874, jour de l'exeat. Les ulcérations sont complètement cicatrisées. L'arrière cavité des fosses nasales ne communique plus avec l'isthme du gosier que par un petit pertuis du volume d'une tête d'épingle en verre. Destruction de la sous cloison et un peu de la cloison des fosses nasales ; néanmoins, le lobule n'est pas affaissé.

III

Comme le dit M. le docteur Bazin, quand la scrofule débute par le nez, la cloison, la pituitaire ou l'arrière bouche, le diagnostic entre elle et la syphilis devient très-difficile. Mais d'après la description que nous venons de faire, d'après la forme, la marche des accidents, les conditions dans lesquelles ils se sont développés, il serait peu sage croyons-nous, de penser à la diathèse strumeuse et de la rattacher à cette origine. Rien n'y rappelle la scrofule, si multiple dans ces atteintes avant d'en arriver à la région naso pharyngienne ; attaquant si rarement de prime abord la bouche ou le nez. M. Bazin dans ses *Leçons sur la scrofule*, écrit que dans sa forme fixe primitive, la diathèse strumeuse est le plus souvent suivie de cachexie. Tout au moins, les sujets chez lesquels elle prend cette allure, offrent-ils réunis au grand complet tous les signes de la constitution spécifique, tandis que chez nos malades, rien dans leurs allures, dans leur physionomie ne vient rappeler quelle est la diathèse en puissance. Une seule fois nous avons été témoin d'une ostéite suppurée des fosses nasales avec effondrement du nez chez un jeune garçon de quinze ans réellement strumeux. Depuis l'âge de trois ans, il avait des ostéites suppurées des petits os des mains et des pieds, des os longs. De nombreuses adénites suppurées avaient à leur suite entrainé des cicatrices difformes. Enfin des ulcérations de la peau du cou, avaient amené après guérison une flexion de la face. La physionomie portait à ne s'y pas tromper le cachet de la scrofule. Cependant la voûte et le voile étaient sains. Chez nos malades au contraire, la région palatine, lieu d'élection de la syphilis, est très-rarement indemne. Sur nos treize observations, dix portent en partie soit sur des perforations de la voûte, soit sur des destructions plus ou moins complètes du palatum mobile. Car, comme le soutient A. Bérard dans son article Nez du dictionnaire en trente volumes, la région palatine est presque toujours attaquée en premier lieu dans les cas de nécrose de la charpente osseuse des fosses nasales, si la syphilis est en cause.

L'analogie complète entre les accidents que nous avons

décrits et les manifestations tertiaires de la syphilis acquise des adultes, est pensons-nous, une bonne preuve de l'origine que nous soutenons. Il est impossible que deux maladies qui se ressemblent de si près par leur mode de développement, par leur aspect, par leur marche, ne soient pas de même nature. Nous savons bien que les ulcérations scrofuleuses et syphilitiques de l'arrière bouche, le lupus, les lésions osseuses offrent souvent des allures identiques au point d'induire les plus habiles en erreur. Tous les auteurs qui ont décrit la scrofule ou la vérole, après avoir, avec le plus grand soin, trié pour ainsi dire les signes particuliers à chaque maladie, avouent que dans certains cas, il ne reste qu'un seul moyen de s'éclairer sur la véritable nature de l'affection, c'est le traitement. Nous verrons tout à l'heure que le traitement constitue précisément une des preuves que nous établissons en faveur de notre thèse.

La syphilis héréditaire à forme tardive que la majorité des syphilographes admet aujourd'hui, se traduit par des accidents pareils aux nôtres, siégeant presque exclusivement sur la région naso-pharyngienne. « Ces affections (attenant à la syphilis héréditaire tardive) sont représentées par des périostoses et des exostoses accompagnées de douleurs ostéocopes intolérables. Des altérations profondes des parties molles viennent s'y ajouter : syphilides tuberculo-ulcéreuses à marche surpigineuse, syphilides gommeuses. Et les os atteints alors d'une manière indirecte sont frappés de nécrose. C'est ce qu'on observe surtout du côté de la voûte palatine, du voile du palais, des fosses nasales, et la déformation caractéristique du nez par suite de l'élimination des os propres. » Voilà ce qu'écrit M. Bazin dans ses leçons sur la syphilis et les syphilides (Paris 1861) en parlant de la syphilis héréditaire. La syphilis héréditaire, limitée aux ailes du nez a dit M. Gintrac, peut n'être pas étrangère à la production du lupus chez les jeunes sujets.

M. Desnos, dans son article angine du Dictionnaire de médecine et de chirurgie pratique, n'admet pas l'angine scrofuleuse. Ce que l'on a pris pour tel jusque-là, serait plutôt une manifestation de la vérole transmise par les parents. De son côté Rufz soutient que les maux de gorge scrofuleut ne semblent pas agir en ulcérant; qu'ils déterminent plutôs la tuméfaction des amygdales. Les observations de syphilix héréditaire à forme tardive se trouvent en certain nombre dans la science. La majorité, ainsi que nous l'avons écrit plus haut, porte sur des lésions naso-pharyngiennes. Les adversaires de la vérole héréditaire à longue échéance, demandent pour en admettre l'existence, deux conditions essentielles pour eux : Une syphilis en puissance chez les parents au moment de la procréation ; la présence des signes qui par leur ensemble forment la constitution syphilitique. Est-ce bien nécessaire? M. Ricord cité par M. Gressent dans sa thèse inaugurale (Paris 1874) n'est pas si exclusif. Il s'agit d'une jeune fille de quinze ans n'ayant jamais présenté aucune trace de scrofule ni de syphilis. « Elle est malade depuis cinq mois, dit le professeur ; la voix au début est devenue nasonnée et les boissons lui revenaient par le nez. Depuis cette époque, les altérations se sont accrues. Actuellement, elles sont très-étendues et il suffit pour les constater de faire ouvrir la bouche à l'enfant. Le voile du palais est ulcéré et détruit. L'altération s'étend plus à gauche et gagne l'amygdale correspondante...... Du côté de la voûte palatine, on remarque une perte de substance qui s'arrête à un centimètre environ en arrière des incisives moyennes. Elle est large de un demi centimètre. Les bords sont recouverts de bourgeons charnus d'aspect rosé ; cette perte de substance conduit dans les fosses nasales. Les cornets et le reste du squelette des fosses nasales paraissent intacts. Il en est de même de la charpente du nez...... Aucune trace de syphilis récente, et rien dans les antécédents ne porte à admettre une infection il y a huit ou dix ans. Nous n'avons aucun renseignement sur les manifestations qui auraient pu avoir lieu dans la premièreenfance. Si nous avions les renseignements les plus précis, et qu'il fût bien constaté qu'elle n'a eu dans la première enfance aucune manifestation du côté de la peau et des muqueuses, qu'elle n'a subi aucun traitement spécifique, faudrait-il conclure que l'affection actuelle n'est pas syphilitique? Non; la syphilis peut se rencontrer d'emblée avec cette forme, héréditairement... » Ainsi M. Ricord n'a pas besoin des preuves sus énoncées; l'aspect et la marche des lésions lui suffisent pour en diagnostiquer la nature.

Et en effet, est-il donc si facile d'obtenir des parents les renseignements que l'on désire! Doit-on donc se fier aveuglément à ceux que l'on a reçus d'eux? Dans nos observations, rien n'a été négligé pour connaître leur histoire morbide. Seule, une mère a avoué la syphilis. Encore ne l'a-t-elle fait sans doute que parcequ'elle l'avait prise d'un nourrisson. Si l'on a facilement de certaines personnes les renseignements qu'on leur demande, il est impossible au contraire d'obtenir rien de précis auprès de certaines autres. Toutes les précautions dont s'entoure le médecin pour amener la personne soupçonnée dans la voie des aveux, sont inutiles. Elle connait d'avance son interrogatoire subi bien souvent pendant qu'elle présentait des accidents pour lesquels elle prenait conseil. Car ce qu'un jeune homme avoue de suite, le chef de famille rougira de le faire plus tard. Ce que nous disons du père est bien plus vrai encore s'il s'agit de la mère. Nous croyons donc en somme, que si jusqu'à présent on n'a pas été plus heureux dans les recherches de la syphilis paternelle ou maternelle, alors que l'enfant était en proie à un accident semblant s'y devoir rattacher, il faut tenir grand compte de la mauvaise volonté de certains parents à avouer leurs fautes passées. Et cependant les manifestations en activité chez leurs rejetons prétendus non syphilitiques, offrent exactament les mêmes caractères que celles des enfants syphilitiques avoués. De même que l'on négligera un peu les affirmations du père et de la mère, de même, il ne faudra pas tenir non plus à rencontrer tous les signes de la cachexie syphilitique : Constitution chétive; petite stature ; physionomie abattue; couleur terreuse de la peau ; épatement du nez à sa racine, etc. ; kératite double et érosion des incisives médianes supérieures principalement (Hutchinson). Cet ensemble n'est pas nécessaire. On peut être sous le coup d'une diathèse sans en avoir pour cela tous les symptômes constitutionnels. Tous les scrofuleux ont-ils la figure bouffie, apathique, les cheveux blonds, la lèvre supérieure tuméfiée, fendillée, le nez volumineux, des chapelets de ganglions engorgés ou suppurés encadrant la face etc, etc...? Combien d'entr'eux n'ont aucun des caractères ci-dessus et présentent cependant une manifestation indéniable de scrofule ! Ce que nous disons de la scrofule doit pouvoir s'appliquer à chaque diathèse. Ce n'est pas tant l'ensemble constitutionnel qu'il faut interroger comme l'accident lui-même, c'est lui le plus souvent qui met sur la voie. Généralement, les sujets cachectiques, dans un état peu avancé, n'offrent pas à l'examen tout le groupe des signes de cette cachexie, mais un certain nombre de ces signes seulement : un seul parfois.

Ainsi donc nous pensons qu'il n'est pas utile d'attendre la réunion de renseignements affirmatifs et la présence de signes tirés de la constitution, de la physionomie etc. pour croire à la syphilis ; mais qu'il vaut mieux chercher ses preuves dans l'analogie des manifestations douteuses avec les authentiques et surtout dans le traitement. Nous avons dit que d'après les auteurs, la syphilis acquise ou héréditaire tardive se portait de préférence sur la région naso pharyngienne et que les accidents décrits sont en tout point pareils aux nôtres. Sans répéter ou énumérer les faits déjà cités, nous nous contenterons pour le démontrer de présenter plus loin deux cas de syphilis bien avérée : l'une acquise dans le bas âge ; l'autre héréditaire. La mère de la petite fille qui fait le sujet de cette dernière observation, avait eu son chancre vingt ans auparavant. Pouvait elle encore engendrer un enfant syphilitique alors que depuis plusieurs années elle n'avait eu aucun accident? Oui sans doute, car on ne croit plus aujourd'hui à la vérole dégénérée en scrofule. On sait que des parents syphilitiques tertiaires traités et guéris en apparence depuis nombre d'années ont pu donner naissance à des rejetons entachés de leur virus. Et puis, ne serait-ce pas précisément dans des cas pareils de syphilitiques chez lesquels la puissance du virus est affaiblie par le temps que l'on trouverait des enfants ne présentant les symptômes constitutionnels qu'après plusieurs années? L'hérédité est manifeste aussi dans notre obs. II.

Obs. XII. — Perforation de la voûte palatine. — Néphélion de la cornée gauche (Durée du séjour : 8 mars 1872 à 28 juin 1872 et 18 octobre à 6 décembre 1872). (Communiquée par M. Horand).

Adrienne C... est âgée de 18 ans. Elle est d'une bonne constitution et présente toutes les apparences de la santé. Jamais elle n'a eu d'affections soit osseuses, soit ganglionnaires. Rien dans son habitus ne trahit l'existence de la scrofule.

Vers l'âge de 12 à 15 ans (sa mémoire lui fait défaut), elle eut une kérato-conjonctivite gauche dont la trace a persisté sous la forme d'un néphélion de la cornée. Etiologie inconnue. Les dents n'ont rien d'anormal.

La mère de la malade est syphilitique ; elle a été infectée par un nourrisson, il y a vingt ans. L'accident primitif a eu pour siége le sein ; il a été suivi de toute la série des accidents secondaires. Un an après la contagion, avortement spontané. Enfin, pendant l'année qui suivit cet avortement, nouvelle grossesse et accouchement à terme de notre malade Adrienne.

Celle-ci n'a jamais eu aucun des signes de la syphilis infantile. C'est à 18 ans que, pour la première fois, la syphilis s'est manifestée chez elle de la façon suivante :

Au commencnment de décembre 1871, gêne pendant la déglutition, légère douleur dont la cause est attribuée à la présence d'une petite tumeur du volume d'une noisette, située sur la voûte palatine. Sans s'en préoccuper davantage, la malade continue à vaquer à ses occupations. Deux semaines après, la tumeur devenue un peu molle, s'ouvre et laisse s'écouler du pus que la patiente crache non sans remarquer son mauvais goût. En se gargarisant pour s'en débarrasser, elle constate que le liquide reflue par les fosses nasales. Malgré celà, en présence de l'indolence de son affection, elle ne consulte personne et se contente de quelques précautions pour éviter les reflux des boissons à travers le canal naso-pharyngien. Mais en mars 1872, effrayée par les progrès de la maladie, par l'aggravation de la mauvaise odeur qu'elle répand autour d'elle, Adrienne C... se présente à l'Antiquaille le 18. Elle est admise à Sainte-Croix, service de M. Horand, et voici l'exposé des signes observés à son entrée :

Perforation de la voûte palatine de forme triangulaire, large comme une pièce de 20 centimes, située sur la ligne médiane au niveau de l'insertion du palatum mobile. Le pourtour de cette perforation est ulcéré et le travail de désorganisation a gagné le voile du palais, la base de la luette. Les bords de l'ulcération sont saillants, tuméfiés, de couleur rouge jambon. Le fond est comme couvert d'un enduit pultacé de mauvais aspect. L'haleine est infecte, ozène. Ce dernier symptôme doit être l'indice de l'extension de l'ulcération dans les fosses nasales. La malade ne souffre point. L'articulation des sons est seule gênée : nasonnement et diminution du timbre de la voix. Assez fréquemment, reflux par le nez des aliments et des boissons.

Ici, l'existence de la syphilis héréditaire ne saurait être mise en doute. L'iodure de potassium est donc administré aux doses progressives de 0,25 à 0,60. Malgré la faiblesse de ces doses, l'amélioration ne se fait pas attendre. En effet, au bout de quelques jours de traitement, la plaie se nettoie et prend un bon aspect. Enfin, après trois mois de séjour à l'Antiquaille, la cicatrisation est complète, et le 28 juin, Adrienne C... s'en retourne chez elle et reprend son travail.

Mais quatre mois après, c'est-à-dire en novembre, elle remarque une petite ulcération sur les parties latérales de la perforation à droite. Suivant la recommandation qui lui avait éte faite, de revenir si la lésion se reproduisait, elle entre de nouveau, le 18 novembre, dans l'état suivant : Les bords de la perforation sont cicatrisés. Ils sont un peu blanchâtres. Sur le côté droit du voile du palais, se voit une ulcération linéaire très-peu éteudue d'ailleurs. L'état général est bon. La malade, aprés être restée plusieurs jours en expectation, est renvoyée du service, vu que la plaie s'est cicatrisée d'elle-même, sans que l'action de l'iodure ait été utile.

Obs. XIII. — Perforation de la voûte palatine. — Ulcération de la paroi pharyngienne. — Ectropion de la paupière supérieure gauche, suite d'ostéite de l'apophyse orbitaire externe du même côté (13 mars 1872 au 11 avril 1873). (Communiquée par M. Horand).

Voici une observation fort intéressante, et cela pour deux motifs: D'abord le sujet est syphilitique, et les lésions signalées sur lui sont en tout point semblables aux lésions de même genre rencontrées chez des malades où une syphilis antérieure ne peut être établie ; ensuite, la diathèse a été transmise d'une façon toute spéciale par la mère de l'enfant.

Citons d'abord l'histoire de la mère. Elle nourrissait notre malade alors âgée de 9 mois, lorsque dans une ville voisine elle prit un nourrisson. Ce dernier, âgé de 3 mois, avait eu déjà trois nourrices qui toutes avaient contracté des affections cutanées, et renvoyé l'enfant. Au moment où la nouvelle nourrice s'en chargea, il avait, dit-elle, « du mal à la bouche. » Quelques jours après, « il prenait des plaques rouges sur le corps. » Au bout d'une semaine d'allaitement, notre femme voyait apparaître un bouton sur chaque sein, avec engorgement ganglionnaire dans les aisselles. Un médecin consulté diagnostique deux chancres infectants. En effet, quelques semaines plus tard, plaques muqueuses dans la gorge, et dans la suite, iritis. Dès l'arrivée du nourrisson, la petite Marie F... avait été sevrée par sa mère qui, pour faciliter la déglutition des aliments, les mâchait d'abord puis les donnait ainsi à sa fille. Ces manœuvres continuèrent quand la mère avait la gorge couverte de plaques. C'est ainsi que les bols alimentaires imprégnés de sucs syphilitiques devinrent le véhicule du virus, car la petite fille présenta bientôt dans la bouche et sur les parties génitales, des plaques muqueuses en grand nombre. Le nourrisson rendu à ses parents, au bout de quarante jours, succombe environ une semaine après. La mère de Marie F... prend des pilules et de la liqueur de Van Swieten. Néanmoins, les éruptions de diverse nature persistent. Alors, sur les conseils d'un médecin, dans le but d'enrayer définitivement le mal, elle cherche à faire un enfant.

Elle a donc un seul et unique rapport avec son mari, qui ne contracte pas la syphilis dans ce coït. Elle devient enceinte, et un mois après, les plaques muqueuses disparaissent. Accouchement à terme d'un enfant qui meurt âgé de 45 jours, présentant depuis deux semaines des bulles de pemphigus aux mains, des plaques sur les lèvres et sur la langue. Allaitement à la téterelle. Depuis, la mère s'est toujours bien portée. Quatre mois après son dernier accouchement, elle devient grosse de nouveau, et met au monde, à terme, sa fille Clémentine, dont nous allons nous occuper.

Clémentine n'a jamais offert d'autre accident que celui pour lequel elle se présente à l'antiquaille, en même temps que sa sœur. Ce sont des ulcérations de la jambe gauche, arrondies ; à bords taillés à pic ; à fond sanieux, grisâtre ; indolentes ; survenues à la suite d'abcès qui se sont ouverts spontanément. En un mot, au premier abord elles rappellent les manifestations syphilitiques.

Clémentine, devons-nous ajouter, a toujours couché avec sa sœur. Mais il est temps de parler de la malade qui doit nous occuper.

Nous savons donc qu'elle a contracté la syphilis vers l'âge de 9 à 10 mois ; qu'elle a été contagionnée par sa mère. A la suite, accidents secondaires assez intenses pendant plusieurs mois. Depuis, jusqu'à l'âge de 11 ans, rien.

A 11 ans, au niveau de l'apophyse orbitaire externe gauche, apparition d'un petit abcès qui suppure pendant assez longtemps, puis finit par se tarir. On trouve aujourd'hui à la place, une cicatrice blanche mobile, peu adhérente à l'os, mais qui tire néanmoins la commissure palpébrale en dehors et en haut. empêchant ainsi l'occlusion complète de l'œil. A la même époque, les os propres du nez s'enflamment et la voûte s'effondre. Plus tard, la malade se plaignant d'avaler difficilement, et nasonnant en parlant, on examine la gorge et on découvre une ulcération en plein développement, ayant déjà causé des ravages irréparables. Cette nouvelle lésion avait pris naissance, s'était accrue sans que le sujet en souffrît le moins du monde. Le voile du palais était perforé. Pendant quelque temps, état stationnaire ; puis, recrudescence de l'affection. C'est alors que les parents se décident à conduire leur enfant à l'antiquaille.

Actuellement (13 mars 1872), on constate une perforation considérable du voile du palais, qui a presque totalement disparu. Il n'en reste plus que le bord libre auquel reste suspendue la luette. La forme de l'ulcération est triangulaire, à base tournée en arrière et à sommet situé au niveau de l'insertion du palatum mobile sur le palatum durum. Les bords sont déchiquetés, d'une couleur rouge jambon, tuméfiés (ce qui indique que l'ulcération est en pleine voie d'évolution).

Le palatum durum lui-même est attaqué et perforé. Les piliers, la luette, sont sains. A travers l'ouverture accidentelle du voile du palais, on peut apercevoir la paroi pharyngienne ulcérée par places, couverte ailleurs de mucosités d'un blanc jaunâtre. Petits ganglions sous-maxillaires et cervicaux postérieurs engorgés. Les aliments et les boissons passent très-souvent par le nez ; pour éviter cet inconvénient, la malade avale, la tête renversée en arrière.

Les dents ne présentent pas de signes particuliers si ce n'est le suivant :

Au niveau de la canine supérieure gauche, sur la gencive, se trouve un petit pertuis fistuleux conduisant sur le bord alvéolaire dénudé. On ne sent pas de séquestre mobile.

Ozène.

14 mars 1872. Iodure potassium, 0,50 dans tisane douce-amère et réglisse. Gargarisme astringent. Décoction de feuilles de noyer pour injections nasales.

26 avril. La malade prend 0,80 d'iodure. L'amélioration est déjà notable. Cependant, on ajoute de la liqueur de Van Swieten, 8 gr. par jour, dans le but de voir si la cicatrisation ira plus vite qu'elle ne le fait généralement avec l'iodure seul.

3 mai. 1 gr. iodure. Ozène toujours persistant. On remplace les feuilles de noyer par des plantes aromatiques et de l'acide phénique. La paroi pharyngienne se modifie heureusement chaque jour.

9 août. Suppression de l'iodure et de la liqueur, pour les remplacer par une cuillerée à bouche de sirop de Boutigny.

3 janvier 1873. Jusqu'à présent, le sirop de Boutigny était suspendu depuis le mois d'octobre, à cause d'une bronchite survenue pendant le traitement, on le reprend aujourd'hui.

27 mars. Extraction d'un séquestre de l'alvéole au niveau de la canine gauche supérieure, à côté du trajet fistuleux précité.

11 avril. Les parents emmènent leur enfant qui sort en bon état. L'ulcération du nez est cicatrisée. Plus d'ozène. Sur la paroi pharyngienne, tissu de cicatrice resserrant l'orifice postérieur de l'arrière cavité des fosses nasales en se rapprochant de la luette et des fibres.

Si l'on voulait contester encore la nature syphilitique des affections que nous venons de résumer dans ces deux observations et qui, comme on l'a remarqué, sont en tout point semblables aux premières décrites, nous dirions que Sperino, dans son *Traité de la syphilisation*, parle d'un enfant de 13 ans, né d'une mère syphilitique et qui portait depuis deux ans des ulcérations de l'arrière-bouche. Ces ulcérations avaient été traitées comme scrofuleuses et cela sans succès. Sperino tenta en vain de syphiliser le jeune sujet, ce qui ne dut pas surprendre l'expérimentateur, vu que son malade avait déjà la vérole. Après un certain nombre d'essais infructueux, il en vint à l'iodure de potassium dont une quantité peu considérable suffit pour triompher du mal. Melchior Robert, dans son *Traité des maladies vénériennes*, dit qu'en 1857, Nélaton chercha inutilement à syphiliser une femme en proie à une vérole héréditaire bien avérée.

Nous terminerons l'exposé des preuves en faveur de la syphilis par un point des plus importants : l'iodure de potassium appliqué dans ces cas produit des résultats définitifs et amène la guérison radicale. En effet, chez nos malades, l'iodure de potassium a été donné d'emblée sans que rien n'ait encore été tenté pour arrêter les progrès des lésions ; ou bien, il a été appliqué au contraire alors que tous les médicaments anti-strumeux avaient été épuisés et que l'on avait reconnu leur inefficacité. Dans les deux circonstances, ses effets se sont montrés heureux tout d'abord. Quelques jours ont suffi pour transformer l'état des plaies qui se sont nettoyées, ont pris cet aspect de bon augure qui donne l'espoir d'une prochaine guérison.

IV

Nous avons cherché à prouver que nos observations devaient se rapporter à la syphilis ; nous avons insisté sur la syphilis héréditaire tardive, parce qu'en effet, il nous semble que c'est à elle qu'on en doit rattacher l'origine. Lorsque dans les antécédents morbides d'un sujet se trouve une syphilis acquise, on a généralement de quoi asseoir son jugement. Les enfants ont eu des manifestations secondaires : éruptions cutanées, plaques muqueuses, etc. Si bénigne que soit la vérole, les accidents de la seconde période sont toujours bien visibles, s'ils peuvent passer inaperçus, ce doit être très-rare. Cependant il est bien possible que quelques-uns de nos malades aient été contagionnés dans leur première enfance sans que nous n'en ayons rien su. Chacun sait, lorsque les renseignements auprès des parents font défaut, combien il est difficile d'obtenir d'un sujet des indications exactes sur les affections de son premier âge. De même, on pourra ignorer s'il a eu des manifestations de la syphilis congéniale hâtive, car on sait que la vérole héréditaire se présente sous deux formes : hâtive, c'est-à-dire éclatant dans la première année de la vie; ou bien tardive, c'est-à-dire apparaissant plusieurs années après la naissance. La puberté, dit M. Lancereaux, influe sur le développement de cette forme, c'est aussi à cet âge que la plupart de nos sujets ont été atteints. Dans les deux variétés, ce sont les symptômes, dits constitutionnels, qui se révèlent d'abord. L'accident primitif ne se montre pas. Seulement, dans la forme hâtive, ce sont les éruptions secondaires qui débutent ; tandis que dans la forme tardive ce sont les altérations de la troisième période : tumeurs gommeuses, affections osseuses, ulcérations profondes, etc. On a dit que les individus sous le coup d'une syphilis constitutionnelle héréditaire offraient un aspect cachectique spécial. Nous nous sommes déjà expliqué à ce sujet et nous n'y reviendrons pas. Nous avons mentionné aussi que les accidents ressemblaient en tout point aux accidents correspondants de la syphilis acquise. Il nous reste à ajouter que les auteurs citent des cas où la vérole héréditaire ne s'est montrée que de longues années après la puberté. Ainsi, par exemple, Melchior Robert parle de deux personnes, sur la véracité desquelles il pouvait se fier, et qui eurent, sans cause apparente, l'une à 42 ans, une perforation palatine avec ulcérations de la région ; l'autre à 65 ans, une gomme de la région pectorale avec douleurs articulaires. Ces deux affections traitées auparavant sans résultat, cédèrent rapidement à l'iodure de potassium.

V

Donc, pour nous, l'iodure de potassium est, dans les cas dont nous venons de parler, non-seulement le remède héroïque par excellence, mais encore la pierre de touche du diagnostic. En effet, nous savons que le propre des lésions scrofuleuses est de marcher avec une très-grande lenteur vers la guérison, quels que soient les moyens employés : huile de foie de morue, ferrugineux, quinquina, amers joints à un régime tonique, reconstituant. Cette lenteur tient évidemment à ce que l'on ne connaît pas encore le remède propre à guérir les gourmes. Les affections osseuses persistent pendant des années entières ; le lupus montre par ses progrès, par sa ténacité, combien est impuissant le traitement qu'on lui oppose. Les ulcérations de l'arrière-bouche restent longtemps avant de prendre une marche favorable. Les auteurs parlent bien des bons effets de l'iodure de potassium sur les lésions profondes de la scrofule ; mais ils avouent que ce médicament, comme les autres, agit très-lentement. Il n'est employé qu'en désespoir de cause. Le professeur Bazin, dans ses *Leçons sur la scrofule*, ne le conseille que quand l'huile de foie de morue a complètement échoué. En pareille occurrence, dit M. Bazin, on obtient quelquefois des succès rapides, inespérés. Mais, ne pourrait-on pas supposer dans ces cas que la diathèse combattue jusqu'alors, n'était pas la véritable ennemie contre laquelle on aurait dû diriger la thérapeutique ? N'aurait-on pas eu affaire à des accidents tardifs de la syphilis héréditaire ou acquise pris à tort pour scrofuleux ?

Pour nous, nous croyons que l'iodure de potassium reste le spécifique de la syphilis troisième. Et chaque fois que nous nous trouverons en présence d'une affection pareille à celle que nous venons de décrire et que l'iodure de potassium aura sur elle une action favorable, rapide, constante, nous affirmerons la constitution syphilitique. Aussi, vu le peu de fréquence des manifestations scrofuleuses sur le squelette du nez, sur les muqueuses de l'isthme du gosier et du pharynx sur la voûte palatine ; et surtout, vu la rareté exceptionnelle de la scrofule fixe primitive sur ces régions, croyons-nous qu'il sera prudent en pareil cas d'administrer immédiatement l'iodure de potassium, et d'en faire un élément de diagnostic, cela, bien que rien dans les antécédents n'appelle l'attention sur une syphilis possible, bien que les parents nient tout accident de la même nature. Si après quinze jours à trois semaines de traitement, on ne voyait survenir aucun changement dans l'état du mal, alors, on reviendrait aux anti-strumeux. On a dit que quand il s'agissait de lésions douteuses, une préparation de mercure devrait être seule juge d'un pareil fait ; même quand on aurait toutes les preuves les plus évidentes que l'on doit combattre une syphilis congéniale acquise, nous pensons qu'il ne faudrait pas l'employer. Ordinairement, la plupart des auteurs le regardent comme dangereux ou tout au moins inutile dans la syphilis tertiaire. Or, les accidents auxquels nous avons affaire sont des manifestations de la troisième période. On a voulu faire du mercure un spécifique de la syphilis en général; s'il en était ainsi, son rôle ne se bornerait pas alors à combattre les symptômes. Il enrayerait la maladie ; il préviendrait son retour; il agirait sur tous les accidents et non sur quelques-uns seulement. Il serait efficace, quelle que soit l'ancienneté, le siége du mal. Le mercure est le médicament de la deuxième période de la syphilis. Alors ses propriétés sont bien nettes. Aucun autre agent ne lui peut être opposé. De même, l'iodure de potassium fait la base de la médication des lésions tertiaires. Le mercure triomphe des affections qui ont pour siége l'épiderme, l'épithélium des muqueuses. Au contraire, l'iodure de potassium est le remède par excellence des lésions qui intéressent le tissu conjonctif du derme, des muqueuses ou des organes plus profondément situés. Il amène la résolution des tumeurs, des hypertrophies du système conjonctif. Ce n'est que dans les cas où il faut combattre des manifestations portant à la fois sur les épithéliums et sur le tissu cellulaire que le mercure et l'iodure de potassium doivent être administrés conjointement.

Donc, ce dernier constituera l'élément principal du traitement. On administrera cet agent à doses progressivement croissantes. Il est de notoriété que l'iodure de potassium s'élimine vite. A l'aide d'expériences, on a pu démontrer, qu'après vingt-quatre heures, il ne reste plus dans l'économie qu'une bien faible partie du sel ingéré. Cette proportion est impuissante à donner des résultats satisfaisants. Huit jours ne se sont pas passés depuis son absorption, que l'iodure de potassium est totalement éliminé. Il n'en reste plus traces. Les glandes salivaires et les reins sont les deux voies par lesquelles il disparaît avec la plus grande énergie. Il faudra donc se garder de le donner dans des véhicules qui pourraient accélérer ces sécrétions. Ainsi, comme le conseille M. Rabuteau dans ses *Eléments de thérapeutique*, on évitera une trop grande quantité de tisane et surtout les tisanes diurétiques. Chez les enfants qui se refusent quelquefois à boire un liquide contenant le principe médicamenteux, on incorporera l'iodure dans du sirop d'écorces d'oranges amères. Voilà une façon agréable de le prendre.

On commence par 25 centigrammes, 50 centigrammes, 1 gramme, suivant l'âge des sujets, leur constitution, la gravité du mal. Aussi en face de désordres profonds, faudra-t-il immédiatement partir de doses élevées. Tous les quatre ou cinq jours, on augmentera jusqu'à ce que l'on soit arrivé à une quantité raisonnable, 2 ou 3 grammes, par exemple chez les jeunes gens. 1 gramme 50 à 2 grammes chez les enfants. Pour l'arrêter, on attendra, non pas d'avoir atteint les doses citées plus haut, mais une amélioration bien nette dans l'état des lésions. Ainsi, dès que l'aspect en sera bon, dès que l'on remarquera une tendance réelle vers la guérison, ce que l'on reconnaîtra à la diminution de la suppuration, à la disparition de la teinte blafarde des plaies, à la présence de bourgeons charnus d'heureux augure, on maintiendra pendant quelque temps la dose à laquelle on sera parvenu. Au bout de huit jours, quinze jours, suivant que l'état favorable semblera péricliter ou se maintenir, on augmentera de nouveau le médicament, et ainsi de suite. Enfin, quand la suppuration sera tarie, quand les plaies seront cicatrisées, on n'arrêtera pas brusquement le traitement ; mais on donnera le remède en proportions successivement décroissantes jusqu'à ce que l'on soit revenu au point de départ. C'est alors que l'on suspendra définitivement l'iodure. Il pourrait se faire (il en est des exemples dans nos observations) que, sur la cicatrice ou autour d'elle, de nouvelles ulcérations apparaissent. On recommencerait donc la médication. Ces dernières lésions se laissent en général très-facilement maîtriser.

Les enfants et les adolescents semblent moins éprouvés par l'iodure de potassium qu'on pourrait le croire de prime abord. De ceux que nous avons vus soumis à ce traitement, un seul a été sujet à des accidents d'iodisme, et encore, tout s'est-il borné à une éruption acnéiforme discrète, siégeant sur la face. C'était un garçon de 17 ans, petit, chétif, porteur d'une ostéite suppurée des fosses nasales avec effondrement du nez, perforation de la voûte palatine, destruction partielle du palatum mobile. Les ravages étaient considérables et l'état général en avait naturellement souffert. A côté de ce fait, nous en avons d'autres où des enfants de 14 ans ont pu prendre jusqu'à 4 grammes 50 d'iodure sans en être incommodés le moins du monde. Du reste, nous n'ignorons pas que chez l'adulte, dans les cas de syphilis tertiaire grave, on pousse la dose quotidienne jusqu'à 8 et 10 gr. Il n'est donc pas étonnant que de jeunes sujets puissent tolérer la moitié de ce poids. Une condition des plus importantes pour cette tolérance, c'est la pureté du médicament.

Si l'on se trouvait en présence de sujets sur lesquels l'iodure de potassium n'eût non-seulement aucune action favorable, mais encore semblât aggraver le mal, et que l'on fût bien persuadé de l'existence de la vérole, il ne faudrait pas craindre d'associer, ou plutôt de commencer la médication par des toniques, fer, quinquina, vin, etc.. afin de relever la constitution, de la rendre apte à bénéficier de l'iodure. En général, dans ces cas, on a affaire à des malades, débilités par la longueur de leur affection, par les mauvaises conditions hygiéniques dans lesquelles ils se sont trouvés, ou par toute autre cause. Sous l'influence de cette thérapeutique, en même temps que l'état général s'améliore, les lésions prennent bonne tournure et donnent ainsi l'espoir d'une guérison. Nous voyons le même fait se produire dans certaines syphilis secondaires d'adultes débilités : le mercure, loin d'avoir les excellents effets qu'on s'accorde à lui reconnaître, aggrave quelquefois les accidents au point qu'on est obligé de le suspendre. Alors, en le supprimant momentanément et en administrant des toniques, des ferrugineux, on obtient une amélioration manifeste et plus tard, le remède spécifique triomphe des éruptions. D'après ce que nous venons de dire, nous ne voudrions pas laisser supposer que ce sera seulement dans le cas de misère physiologique qu'il faudra ordonner les toniques, les ferrugineux, le vin. Ces moyens seront toujours d'utiles adjuvants du traitement. Un bon régime sera aussi convenable. Certainement, sans le secours des agents que nous préconisons, les malades guériront complètement; la plupart d'entre ceux dont nous citons l'histoire n'ont eu, pendant toute la durée de leur affection, rien autre que l'iodure et ils se sont bien rétablis. Voilà pour les cas les plus ordinaires.

Ainsi donc, l'iodure de potassium fera la base de la médication. Nous devons encore énumérer les moyens externes propres à entretenir les bons effets retirés du traitement interne.

Dans les cas d'ostéites suppurées des fosses nasales avec ozène, on se trouvera bien de l'emploi de douches données à l'aide de l'irrigateur Eguisier. Grâce à quelque habitude, les malades apprendront à ne pas laisser tomber dans l'arrière-bouche le liquide médicamenteux, de telle sorte que le jet introduit dans une narine viendra sortir par l'autre. La cavité en suppuration sera ainsi complètement nettoyée. Ces douches seront répétées trois ou quatre fois par jour, suivant le degré de l'ozène. Le liquide injecté consistera en décoction de feuilles de noyer, de plantes aromatiques ; en solution d'acide phénique, de permanganate de potasse, ou bien encore en un mélange de teinture d'iode et d'acide phénique étendus d'eau. Les proportions se trouvent dans tous les ouvrages de thérapeutique.

Perforations palatines ; ulcérations de l'isthme du gosier; du pharynx. — Quand les plaies auront pris un aspect favorable, nous croyons qu'on fera bien en les touchant de temps à autre, soit avec un pinceau imbibé de teinture d'iode, soit avec un crayon de nitrate d'argent. On hâtera ainsi la cicatrisation. Nous avons vu employer ces divers moyens avec succès, mais seulement quand l'iodure de potassium avait déjà donné des résultats satisfaisants. Si l'on se contentait simplement de cautériser, sans faire agir le traitement interne, on n'arriverait à rien.

Quand l'ulcère palatin est guéri, le rôle du médecin n'est pas terminé, car, généralement, la perforation qui a succédé à la tumeur gommeuse subsiste. Quelquefois, il est vrai, avec le temps, les malades en arrivent à ne plus laisser passer à travers les fosses nasales leurs boissons et leurs aliments. On trouvera parmi nos observations des faits à l'appui de ce que nous avançons. Cette heureuse circonstance est favorisée naturellement par l'étroitesse du pertuis. Cependant, il n'en est malheureusement pas toujours ainsi et c'est alors que le médecin doit intervenir et chercher à réparer ou tout au moins à conjurer les désordres qui entraînent après eux, nous l'avons dit, de graves inconvénients.

Pour y remédier, le praticien possède à sa disposition deux genres de moyens :

Les uns, mécaniques, depuis bien longtemps en pratique, consistent en appareils variés. Ils ont le désavantage de ne pas guérir le mal, mais seulement de le masquer. Ce sont les obturateurs de tout genre : à ailes, en bouton de chemise, à chapeau, à plaque, etc. La matière qui sert à les confectionner varie. On les construit en métal, en bois, en caoutchouc, en gutta-percha. M. F. Baizeau, dans son mémoire (Archives générales de médecine, décembre 1861, tome XVIII), cite comme bons certains d'entre eux, de forme conique, en buis, taillés par les malades eux-mêmes. Tous ces appareils, quels qu'ils soient, sont passibles des mêmes reproches : ils se dérangent fréquemment soit en mangeant, soit pendant toute autre action. Ils sont un objet d'assujettissement pour les personnes qui les portent, car on les doit quitter le soir ; on doit les laver souvent sous peine de les voir s'imprégner d'une odeur infecte, ce qui rend les malades insupportables aussi bien à eux-mêmes qu'aux personnes environnantes. Enfin, autre inconvénient très-sérieux, ils entretiennent dans les tissus avec lesquels ils se trouvent en contact une irritation incessante qui peut donner naissance à de nouvelles ulcérations ou empêcher le maintien de la cicatrisation complète des lésions primitives. Nous parlerons pour mémoire seulement de la cautérisation, de la compression sur les joues qui n'ont donné que bien rarement et dans certains cas des résultats satisfaisants.

En somme, d'après ce que nous venons de dire, le praticien ne s'adressera à la prothèse que quand il n'aura aucune espérance de pouvoir mener à bonne fin une opération radicale qui débarrasserait à tout jamais le patient de son infirmité. Car il est des cas où la voûte et le voile palatins ont complétement disparu ou à peu près. Alors, naturellement, il serait illusoire de compter sur une restauration possible. Mais, quand les désordres ne seront pas trop grands, lorsqu'on pourra oblitérer l'orifice anomal en prenant sur la muqueuse, c'est à cet expédient que l'on devra s'arrêter.

C'est ce qui constitue la deuxième catégorie de moyens dont nous avons parlé. De tous les procédés chirurgicaux employés, le plus en renom est sans contredit le procédé à deux lambeaux, en pont, qui consiste, après avoir avivé les deux bords de la solution de continuité, à inciser avec le bistouri la muqueuse doublée de périoste le long de l'arcade dentaire, à rapprocher les deux lambeaux et à suturer leurs deux bords internes l'un à l'autre. Nous ne décrirons pas plus en détail la médecine opératoire : elle se trouve dans tous les traités spéciaux.

Il nous reste à parler du traitement externe du lupus. Si l'éruption siége sur la face interne des narines et que les croûtes en obturent les orifices, on les fera tomber soit à l'aide de cataplasmes de fécule, soit à l'aide d'irrigations, si les ulcérations siégent profondément. On badigeonnera ensuite les surfaces atteintes soit avec de la teinture d'iode au dixième, ce qui constitue un bon moyen de traitement, soit avec une solution de nitrate d'argent au trentième. Sur les tubercules, on pourra mettre de la teinture d'iode pure ou l'azotate d'argent au dixième. Nous devons dire que chez certains sujets, le traitement externe nuit plutôt qu'il ne profite, en ce sens qu'il entretient quelquefois un état d'irritation des parties. C'est au médecin de juger des cas dans lesquels il est opportun et des cas dans lesquels il est nuisible.

CONCLUSIONS.

I. La syphilis tertiaire (héréditaire principalement) à manifestations tardives se rencontre chez les enfants et les adolescents bien plus souvent qu'on ne le pense en général La région naso-pharyngienne est son lieu d'élection.

II. Jusqu'à présent, on a eu tort de regarder comme toujours scrofuleuses les ostéites suppurées du squelette nasal, de la voûte palatine; les ulcérations du palatum mobile, de l'isthme du gosier et du pharynx; certaines formes de lupus tuberculeux limité aux ailes du nez et à la sous-cloison. C'est une autre diathèse que la scrofule qui, le plus fréquemment, doit être mise en cause. Chaque fois que l'on se trouvera en présence de semblables accidents, la première idée qui devra venir à l'esprit sera l'existence probable d'une syphilis *acquise* ou *congéniale*.

III. Aussi, sans rejeter complétement la possibilité d'une constitution strumeuse, il faudra appliquer le traitement anti-syphilitique, quitte à revenir aux anti-scrofuleux, s'il ne réussit pas en peu de temps.

IV. Le remède par excellence de ces lésions, c'est l'iodure de potassium.

V. Le propre de l'iodure de potassium, appliqué aux manifestations de la syphilis tertiaire, est d'amener rapidement un changement dans l'état favorable du mal, tandis que, appliqué dans les mêmes conditions chez un individu seulement scrofuleux, il ne produira un changement notable qu'à très-longue échéance.

VI. La marche des lésions, sous l'influence du traitement, indiquera d'elle-même quelle diathèse on avait à combattre.

VII. Si l'iodure agit bien, on s'en tiendra à lui. Si au bout de deux ou trois semaines de traitement, l'état des lésions n'a pas changé, on reviendra aux anti-strumeux.

VIII. La médication interne n'empêchera pas d'employer des adjuvants externes : douches nasales, pansements à la teinture d'iode, etc., etc.

IX. Quand la cicatrisation des lésions sera complète et solide, ce que l'on reconnaîtra à l'aspect blanchâtre de la cicatrice, alors on songera, s'il y a lieu, aux appareils prothétiques ou aux restaurations chirurgicales.

Paris. A. Parent, imprimeur de la Faculté de Médecine, rue Mr-le-Prince, 31.

NOUVELLES PUBLICATIONS DE LA LIBRAIRIE V. ADRIEN DELAHAYE ET Cie

Clinique médicale, par le docteur Noël Gueneau de Mussy, médecin de l'Hôtel-Dieu, membre de l'Académie de médecine, etc., 2 vol. in-8 ... 24 fr. »

Des névroses menstruelles ou la menstruation dans ses rapports avec les maladies nerveuses et mentales, par le docteur Berthier, inspecteur-adjoint des aliénés de la Seine, médecin expert près le tribunal civil, 1 vol. in-8 ... 5 fr. »

Manuel de prothèse ou de mécanique dentaire, par O. Coles, chirurgien-dentiste à l'hôpital spécial de Londres, traduit par le docteur G. Darin, 1 vol. in-8, 150 figures dans le texte ... 6 fr. »

Leçons sur les maladies du système nerveux, faites à la Salpêtrière, par le docteur Charcot, professeur à la Faculté de médecine de Paris, recueillies et publiées par le docteur Bourneville, 1 vol. in-8, avec 25 figures dans le texte et 8 planches en chromolithographie ; le vol. cartonné ... 10 fr. »

Deuxième partie, — 1er fascicule : Anomalies de l'ataxie locomotrice ; 2e fascicule : De la compression lente de la moelle épinière. In-8, avec 2 planches, prix de chaque fascicule ... 2 fr. »

Troisième partie, — Des amyotrophies spinales, in-8. avec fig. et pl. ... 4 fr. »

Traité pratique des maladies du cœur, par Friedreich. Ouvrage traduit de l'allemand par les docteurs Lorber et Doyon. 1 v. in-8 cartonné ... 10 fr. »

Leçons sur le strabisme, les paralysies oculaires, le nystagmus, le blépharospasme, etc., professées par F. Panas, chirurgien de l'hôpital Lariboisière, professeur agrégé à la Faculté de médecine de Paris, chargé du cours complémentaire d'ophthalmologie, etc., rédigées et publiées par G. Lorey, interne des hôpitaux ; revues par le professeur, 1 v. in-8, avec 10 fig. dans le texte. 5 fr. »

Traité de médecine légale et de jurisprudence médicale, par Legrand du Saulle, médecin de l'hôpital de Bicêtre (service des aliénés), médecin expert près les tribunaux, etc. 1 fort vol. in-8 ... 18 fr. »

Des vues longues, courtes et faibles, et de leur traitement par l'emploi scientifique des lunettes, par Soelberg Wells, professeur d'ophthalmologie à King's College, de Londres, etc., ouvrage traduit sur la 4e édition par le docteur G. Darin. 1 vol. in-8, avec figures ... 4 fr. »

Traité élémentaire des maladies de la peau, par A. Gailleton, ex-chirurgien en chef de l'Antiquaille, chirurgien en chef des Chazeaux (maladies cutanées et vénériennes). 1 vol. in-8 ... 6 fr. »

Maladies de l'oreille, nature, diagnostic et traitement, par le professeur Joseph Toynbee, avec un supplément par James Hinton, chirurgien auriste à Guy's hospital, traduit et annoté par le docteur Darin. 1 vol. in-8, avec 99 figures dans le texte. 8 fr. 50

Manuel médical des eaux minérales, par le docteur Le Bret, médecin-inspecteur honoraire des eaux de Baréges, président de la Société d'hydrologie médicale de Paris. 1873-74, etc., 1 vol. in-12 ... 5 fr. 50

Clinique médicale des affections du cœur et de l'aorte, observations de médecine traduites de l'anglais par le docteur Barella, membre de l'Académie royale de médecine de Belgique, etc. (le tome Ier est en vente, le tome II paraîtra prochainement), in-8 ... 6 fr. »

Étude clinique de la phthisie galopante, preuves expérimentales de la non-spécificité et de la non-inoculabilité des phthisies, par le docteur Metzquer ; ouvrage précédé d'une préface de M. le professeur Feltz, in-8 ... 4 fr. »

Des infiniment petits rencontrés chez les cholériques, étiologie, prophylaxie et traitement du choléra, avec planches micrographiques, par le docteur G. Danet. 1 vol. in-8 ... 5 fr. »

La pierre dans la vessie, avec indications spéciales sur les moyens de la prévenir, ses premiers symptômes et son traitement par la lithotritie, par Walter J. Coulson, chirurgien à St-Peter's Hospital, pour la pierre et les autres maladies des organes urinaires. Traduit de l'anglais par le docteur H. Picard. In-8 ... 3 fr. »

Histoire de la vaccination. Recherches historiques et critiques sur les divers moyens de prophylaxie thérapeutique employés contre la variole depuis l'origine de celle-ci jusqu'à nos jours, par le docteur E. Monteils, médecin des épidémies. 1 vol. in-8 ... 7 fr. »

Paris — Typ. A. Parent, imprimeur de la Faculté de Médecine, r. M.-le-Prince, 29-31

www.ingramcontent.com/pod-product-compliance
Ingram Content Group UK Ltd.
Pitfield, Milton Keynes, MK11 3LW, UK
UKHW020327220726
13923UKWH00003B/1417

9 782329 120072